Eckhart Neumann

Resonanz und spontane Entwicklung in der Psychotherapie

Therapie & Beratung

Eckhart Neumann

Resonanz und spontane Entwicklung in der Psychotherapie

Psychosozial-Verlag

Bibliografische Information der Deutschen Nationalbibliothek
Die Deutsche Nationalbibliothek verzeichnet diese Publikation
in der Deutschen Nationalbibliografie; detaillierte bibliografische Daten
sind im Internet über http://dnb.d-nb.de abrufbar.

Originalausgabe

info@psychosozial-verlag.de
www.psychosozial-verlag.de

Umschlagabbildung: Franziska Fiolka/photocase.de (2009)
Umschlaggestaltung und Innenlayout nach Entwürfen von Hanspeter Ludwig, Wetzlar
ISBN 978-3-8379-3282-9 (Print)
ISBN 978-3-8379-6144-7 (E-Book-PDF)

Inhalt

Vorwort

Mit dem vorliegenden Buch legt Eckhart Neumann die Fortführung und den vorläufigen Abschluss seiner 2017 veröffentlichten Überlegungen zu einer verfahrensübergreifenden Konzeptualisierung psychotherapeutischen Handelns vor.

Seit einigen Jahren ist in den etablierten Verfahrensschulen ein zunehmendes Unbehagen unübersehbar. Sowohl die empirische Therapieforschung als auch die langjährige klinische Erfahrung derjenigen Kolleginnen und Kollegen, die im Rahmen der Versorgung der gesetzlichen Krankenversicherung arbeiten, deuten darauf hin, dass die definierten konzeptuellen Abgrenzungen (Analytische Psychotherapie; Tiefenpsychologisch fundierte Psychotherapie; Verhaltenstherapie; Familientherapie) die faktische psychotherapeutische Realität längst nicht mehr abbilden; wohlbegründete Verfahrens- und Methodenkombinationen sind inzwischen gang und gäbe. Dies hat auf allen Verfahrensseiten konzeptuelle Suchbewegungen und Erweiterungen ausgelöst, die im Ergebnis faktisch zu einer Annäherung und Entideologisierung (gegen einen Ausschließlichkeitsanspruch) der Verfahrensweisen geführt haben. Im klinisch-praktischen Ergebnis sehen wir die Bereitschaft zu mehr flexibler, an Patientinnen und Patienten orientierter Kombinatorik von Verfahren und Methoden.

Gelingende Psychotherapie setzt – bei aller Diversität der behandlungsspezifischen und situativen Erfordernisse und Vorgehensweisen – voraus, dass es Wirkmechanismen geben muss, die sich in jedweder Therapie, die diesen Namen verdient, nachweisen lassen. Dies ist bekanntlich eines der wesentlichen Ergebnisse der psychotherapeutischen Wirkforschung der vergangenen 30 Jahre. Ebenso gibt es bekanntermaßen jedoch einen erheblichen Disput über die jeweilige Verfahrenswirksamkeit, der mit den Mitteln der Evidenzstudien geführt wird und immer wieder im Dodo-Bird-

Verdict steckenbleibt: dass nämlich kein einzelnes Verfahren dem anderen überlegen sei.

Eckhart Neumanns Beitrag zu dieser Debatte geht einen anderen Weg. Neumann argumentiert aus einer grundsätzlich psychodynamischen Perspektive. Seine Fragen gehen dabei in mehrere Richtungen: Welche grundsätzliche menschlich helfende Haltung müssen wir einnehmen? Welche Rolle spielen dabei Wahrhaftigkeit und Resonanz in der Begegnung? Wie schaffen wir Beziehungssicherheit durch Regulation als Voraussetzung dafür, dass der Patient, die Patientin »lernen«, d.h. sich entwickeln kann? Die dafür erforderlichen Kompetenzen aufseiten des Therapeuten oder der Therapeutin sind deutlich, aber leider nicht immer selbstverständlich vorauszusetzen. Er oder sie benötigt – neben einer grundsätzlichen Eignung – die Kultivierung dieser Fähigkeiten durch eine ausbildungsbegleitende Selbsterfahrung, die diese Bezeichnung verdient. Dies ist zudem insoweit eine unverzichtbare Voraussetzung für gelingende therapeutische Arbeit *jedweder* Provenienz, als die Outcome-Forschungsergebnisse auf die überragende Bedeutung der »Güte« der Beziehungsarbeit für das Gelingen von Therapien hindeuten.

Das Überzeugende an Eckhart Neumanns Argumentation ist, dass er Begründungszusammenhänge für gelingendes »Heilen« in psychotherapeutischen Begegnungen durch die Beschreibung homologer Prozesse in Bereichen der biologischen Selbstorganisation, der emotionalen Selbstregulation, der Physik, der musikalischen Interaktion oder der alltäglichen interpersonellen Abstimmung plausibilisiert. Gelingende Psychotherapie unterliegt denselben Gesetzmäßigkeiten – und muss diese kennen und zur Anwendung bringen –, wie die gelingende Abstimmung zwischen allem Lebendigen, das zur Selbstorganisation und Kooperation fähig ist. Letzten Endes geht es um die Frage, wie wir in der Psychotherapie lernen (die nur einen Sonderfall des Lernens darstellt). Welche Bedingungen müssen erfüllt sein, damit wir in Therapien lernen können – als Patient oder Patientin ebenso wie als Therapeut oder Therapeutin?

Wir benötigen zuvorderst reale und gefühlte Sicherheit. Dies ist, wie uns die Bindungstheorie lehrt, die Voraussetzung dafür, dass wir explorieren und lernen können. Emergente Prozesse entstehen *on the edge of chaos* (Galatzer-Levy), wenn wir, mit der nötigen Sicherheit im Rücken, Altes aufgeben und Neues wagen wollen. Wie entscheidend wichtig hierbei die spontane, implizite Begegnung zwischen Patientinnen, Patienten und Therapeutinnen und Therapeuten ist, verdeutlicht Eckhart Neumann anhand vieler prägnanter Fallbeispiele. Dabei lässt er keinen Zweifel daran, dass diese Begegnungen vor allem unwillkürliche resonant-korporale, also »Leib-Begegnungen« sind – was für therapeutische Konzepte, welche die kurative Wirkmächtigkeit vor allem im verbalen Diskurs verorten, eine Fülle von Fragen aufwirft.

Was mich an dem Buch weiterhin überzeugt, ist, wie Eckhart Neumann das in den letzten Jahren vieldiskutierte Konzept der Resonanz für den therapeutischen Gebrauch adaptiert. Hier gilt es, eine prekäre Balance zu wahren: zwischen dem Wahren einer helfenden, professionellen Distanz, auf die der Patient oder die Patientin ein Anrecht hat, und der authentischen Selbstoffenbarung des Therapeuten, der Therapeutin, in der personalen Begegnung (Martin Buber, Daniel Stern) mit dem Patienten oder der Patientin.

Im therapeutischen Feld erleben wir, wie erwähnt, seit einigen Jahren eine Zeit des Umbruchs und des Aufbruchs zu neuen Vorstellungen. Wir befinden uns, gottlob, *on the edge of chaos*. Ich wünsche diesem Buch, dass es dazu beitragen möge, diesen kreativen Prozess voranzubringen.

Michael Naumann-Lenzen, im September 2023

Einführung

Dieses Buch beschäftigt sich mit Resonanz und spontaner Entwicklung. Wie kam ich dazu, es zu schreiben? In den letzten 15 Jahren hat sich meine Behandlungstechnik sehr verändert. Zunehmend kamen Elemente ins Spiel, die ich mit den mir gewohnten psychoanalytischen Begriffen nicht beschreiben konnte. Die Beschäftigung mit der Forschung zur unbewussten und nicht-bewussten, impliziten Kommunikation, die ja weitgehend eine Körper-zu-Körper-Interaktion ist, führte neben an Einsicht orientierten Interventionen wie Deutungen auch bewusst wahrgenommene und genutzte körperliche Ausdrucksformen in meine Behandlungstechnik.

Als Antwort auf die Erzählungen meiner Patientinnen und Patienten setzte ich häufiger als früher körpersprachliche Elemente ein. Erblickte ich zum Beispiel Überraschung im Gesicht meines Gegenübers, so hatte ich früher in etwa gesagt: »Ich sehe, dass Sie überrascht sind.« Immer mehr sprach ich nun nicht nur mit Worten, sondern ließ in meinem eigenen Gesicht und meinen Körperbewegungen Überraschung erkennen, vielleicht sogar mit einer sprachlichen Äußerung wie »uii ...« oder, wenn es um eine unangenehme Überraschung ging, »oh je ...«, und verzog dann unangenehm überrascht das Gesicht. Vielleicht zog ich dann auch die Schultern ein, wenn ängstliche Gefühle ins Spiel kamen. Sehr häufig orientierte ich mich zudem bei Behandlungen mit schwer traumatisierten Menschen an meinen eigenen Körperreaktionen und Gefühlen, die ich als verkörperte Gegenübertragung verstand. Oft nutzte ich sie zunächst rein intuitiv, zeigte sich darin doch eine Körperresonanz mit einem nicht sprachlich kodierten Erleben meiner Patientinnen und Patienten. Intervision sicherte dieses Vorgehen ab.

Über die Jahre beobachtete ich, dass sich meine Patientinnen und Patienten mit dieser Ausrichtung gut entwickelten. Wie aber lassen sich die Wirkmechanismen beschreiben, die ihr zugrunde lagen? Das mir bekannte traditionelle psychoanalytische Vokabular bildet nur Teile solcher Interaktionen ab.

Behandlungstechnische Fragen ergaben sich: Kinder- und Jugendlichentherapeutinnen und -therapeuten spielen mit ihren Patientinnen und Patienten. Gleichzeitig oder im Nachhinein reflektieren sie den ablaufenden Prozess. Es liegt nahe, Elemente eines solchen handlungssprachlichen Vorgehens auch in Erwachsenentherapien einzusetzen. Im Psychodrama wird dieses Vorgehen systematisch eingesetzt. Wenn ein wesentliches Moment in der Verständigung zwischen Menschen die Körper-zu-Körper-Interaktion ist, warum diese Ebene also nicht systematisch nutzen und der psychotherapeutischen Reflexion zugänglich machen? Dies bedeutet, während solcher Interaktionen, auch online, das Geschehen zu reflektieren und auszuwerten. Dabei entsteht natürlich ein Spannungsfeld. Dieses besteht darin, dass ein möglicherweise auftretendes unreflektiertes Gegenübertragungsagieren bedacht und kontrolliert werden muss.

Verhaltenstherapeuten oder Psychodramatikerinnen behandeln ihre Patientinnen und Patienten anders, als Psychoanalytikerinnen und -analytiker das tun. Bei allen Unterschieden in den Arbeitsweisen der Therapieschulen hat die Psychotherapieforschung gezeigt, dass es auch gemeinsame, methodenunspezifische Wirkmechanismen gibt. Dies betrifft vor allem die nonverbalen Kommunikationsformen, die als Grundlage für spontane Veränderungen fungieren.

Im Laufe der Zeit kam ich zur Überzeugung, dass es ein wichtiges schulenübergreifendes Element gibt, das solche spontanen Entwicklungen begünstigt: Es ist das Moment der gefühlten Sicherheit in Gesprächssequenzen, die emergenten Entwicklungen vorangehen. Ist dies – und das auf beiden Seiten, also sowohl bei Patientinnen und Patienten als auch bei Therapeutinnen und Therapeuten – gegeben, so besteht eine hohe Wahrscheinlichkeit für spontan entstehendes Wachstum. Mittlerweile sind sich die meisten Autorinnen und Autoren darüber einig, dass diese emergenten Prozesse eminent zur Wirkung unseres Tuns beitragen.

Wie aber können solche übergreifenden, weitgehend auf nonverbaler Kommunikation basierenden Prozesse auf einer Metaebene modelliert werden? Wie kann man diese Vorgänge, die man ja nicht willentlich erzeugen kann, fördern? Wie kann man Bedingungen dafür schaffen, dass solche »Veränderungsmomente«, wie die Arbeitsgruppe um Daniel Stern sie nennt, wahrscheinlich werden (D.N. Stern & The Boston Change Process Study Group, 2012)? In der Forschung über Resonanz und emergente

Entwicklungen finden sich solche Modelle. Meist sind sie systemischer Natur. Naturwissenschaftliche Betrachtungen zur Selbstorganisation von biologischen Systemen bieten ebenfalls Ansätze zum Verständnis von Entwicklungen an, die emergent entstehen. Soweit ich diese Ansätze für unser Fach nützlich fand, werden sie in diesem Band berücksichtigt.

Psychodynamisch orientierte Therapeutinnen und Therapeuten sind es gewohnt, prozessorientiert zu arbeiten. Es ist ein improvisatorisches Vorgehen, das gleichwohl nicht willkürlich geschehen soll. Junge Kolleginnen und Kollegen fragen oft, an welchen Kriterien man sich orientieren kann, wenn man sich an eine solche, wenig planbare Beziehungsgestaltung herangewagt. Bei manchen Dozenten und Dozentinnen der psychodynamischen Schulen finden sich Vorbehalte, hier konkrete Hilfestellungen anzubieten. Diese Reserviertheit besteht nicht zu Unrecht, geschieht die Gestaltung des Beziehungsgeschehens doch weitgehend unbewusst. Man kann sie nicht voraussagen oder mechanisch Interventionen planen. Und doch: In der Musik des Jazz laufen Improvisationen ähnlich vielgestaltig ab, wie es auf therapeutische Beziehungen zutrifft. Beginnende Musikerinnen und Musiker bekommen aber auch Hilfestellungen für die Improvisation an die Hand. Diese können zum Beispiel darin bestehen, dass man sich bei der Improvisation zunächst an den im Stück vorkommenden Akkorden oder Skalen orientiert. Freier wird sie erst mit zunehmender Erfahrung. Ähnlich wie wir Therapeuten und Therapeutinnen reflektiert ein professioneller Jazzmusiker, eine Jazzmusikerin, während des Spiels das Geschehen und denkt darüber nach, was in der Gruppe gerade harmonisch geschieht. Die spontane Fähigkeit zur Improvisation beeinträchtigt das nicht. Es fördert sie eher. Warum sollte in unserem Fach nicht Ähnliches möglich sein? Gemeinsam mit unseren Patientinnen und Patienten improvisieren auch wir über – in unserem Fall – unbewusste Themen. Auch wir reflektieren das Geschehen meist gleichzeitig oder vielleicht auch im Anschluss an spontane Gesprächspassagen.

Das Resonanzkonzept und die Orientierung am Sicherheitsgefühl können eine solche erste Orientierung geben. Mit dieser Ausrichtung können wir unsere Interventionen ähnlich reflektieren und sie gleichzeitig im lebendigen Kontakt mit den Patientinnen und Patienten ausführen, wie es Musikerinnen und Musiker im Jazz tun. Unsere Fähigkeit zur Improvisation – zum prozessorientierten Arbeiten – beeinträchtigt dies meiner Erfahrung nach nicht.

Mit diesem Buch möchte ich Resonanz und Emergenz genauer beschreiben und anschaulich vorstellbar machen. Zudem versuche ich, die körpersprachlichen Elemente in der Kommunikation zwischen unseren Patientinnen und Patienten und uns ausführlich darzustellen. Überlegungen, wie wir diese Ebene nutzen können, schließen sich an. Dabei gelangen Grundlagen und Ergebnisse aus Psychoanalyse und anderen Disziplinen zur Darstellung, die sich mit Resonanz und Selbstorganisation von Systemen beschäftigen.

Erstaunlich ist, in wie vielen verschiedenen wissenschaftlichen Bereichen ähnliche Modelle entwickelt werden, die die spontan entstehende Selbstorganisation von Systemen beschreiben. Solche Ansätze können hilfreich sein, wenn wir uns mit emergenten Entwicklungen beschäftigen und versuchen, sie systematisch zum Wohle unserer Patienten und Patientinnen zu nutzen. Auch wenn wir uns erst einmal in die Terminologie anderer Disziplinen eindenken müssen, lohnt ein Blick über den Gartenzaun immer. Wir alle beziehen unsere Anregungen aus ganz unterschiedlichen Richtungen. Aus dem Grundlagenteil wird sich jede Leserin, jeder Leser, das heraussuchen können, was sie oder ihn individuell interessiert, und andere Teile der Grundlagen eher kursorisch lesen oder überspringen. Theorien und Modelle bieten auf abstraktem Niveau Erklärungen an. Welche davon in der täglichen Arbeit mit Patientinnen und Patienten dann letztlich praxisbezogen hilfreich sein können, mag jede und jeder für sich entscheiden.

Anschließend stelle ich die Eigenschaften von Resonanz und Emergenz dar. Dabei wende ich die im Grundlagenteil dargestellten Konzepte an, soweit sie für unser Fach nützlich sein können. Im letzten Abschnitt des Buches finden sich Überlegungen zu einem verfahrensübergreifenden Ansatz, wie wir emergente Entwicklungen, die auf Resonanz beruhen, verstehen, fördern und nutzen können. Zentral ist dabei die gefühlte Sicherheit. Ich versuche darzustellen, wie diese zustande kommt, was sie stören kann, wie das psychodynamisch zu verstehen ist und was für die dann sicherlich wiederum schulenspezifisch geprägte Gesprächsführung daraus zu ziehen ist. Anhand vieler Behandlungsbeispiele soll nachvollziehbar werden, wie diese Interventionsrichtung, wenn es denn um Sicherheit geht, im Einzelnen aussehen könnte. Diese Beispiele sind selbstverständlich ausreichend anonymisiert.

Bei allen Überlegungen darüber, wie das Resonanzkonzept in psychotherapeutische Behandlungen einfließen kann, sollte eins bedacht werden: Es geht nicht um Rezepte oder gar Anweisungen, wie man dieses oder jenes tun sollte. Psychodynamisch orientiertes Handeln ist prozessorientiert. Es hat improvisatorischen Charakter. Die unbewusste, sich immer wieder auch schnell verändernde Gestaltung der therapeutischen Interaktion erfordert individuelle Reaktionen und Einflussnahmen seitens der Behandelnden. Gerade wenn wir die dysfunktionale Affektregulation, die sich im Beziehungsgeschehen zeigt, aufgreifen und positiv beeinflussen wollen, sind wir auf eine solche spontane Gestaltung angewiesen. Das gilt auch für die emergent entstehenden, funktionalen Wege der Affektregulation. Eine manualisierte Gesprächsführung ist dabei nicht möglich. Vielmehr greift hier ein übergreifendes, systemisch orientiertes Verstehen der Prozesse, die jenseits der explizit störungs- und eher methodenspezifischen Behandlungsführung liegen.

Wir alle werden in unserer jeweiligen Therapierichtung gründlich darin ausgebildet, zielorientiert zu arbeiten. Die jeweiligen Methoden wollen beherrscht werden. Dies braucht Zeit und Übung und ist notwendig. Was aber meist weniger geschult wird, ist eine Arbeitsweise, die auf das Verständnis und die Förderung solcher Behandlungsbedingungen abzielt, die spontan, aus dem Moment heraus, eine emergente, kurative Wirkung entstehen lassen. So richtet sich dieses Buch an erfahrene Kollegen und Kolleginnen, aber auch an solche in Ausbildung, die sich für Selbstorganisation interessieren. Vielleicht kann es dabei helfen, Überlegungen zur Resonanz in die Behandlungsführung der jeweiligen Methode zu integrieren.

Meinem Kollegen Michael Naumann-Lenzen gebührt großer Dank. Er war in den ganzen Jahren der Entwicklung des Buches ein anregender und kritischer Gesprächspartner. Zudem will ich einer Reihe von Kolleginnen und Kollegen danken. Sie begleiteten mit Ihren Kommentaren die Endphase des Manuskriptes und haben wesentlich zu mancher inhaltlichen Klärung und zur Lesbarkeit des Textes beigetragen. Dies sind Dr. Sarah Drost, Agnes Dudler und Fridjof Gebhard.

Begriffsbestimmung

Bregenzer Festspiele 2019: Im kleinen Saal des Festspielhauses treten in einem kabarettistischen Programm eine Pianistin und ein Künstler auf, der Opernarien pfeift. »Pfeift«, Sie haben richtig gelesen. Das Konzert neigt sich dem Ende zu. Die Künstlerinnen und Künstler verlassen das Podium. Das Publikum lässt sie nicht aufhören. Es gibt eine Zugabe. Wieder eine Arie, mit schnellen Koloraturen. Die Pianistin beschleunigt das Tempo, bis ihr Partner nicht mehr mitkommt. Er unterbricht lachend. »Das ist zu schnell, sie will mich umbringen.« Großes Gelächter im Publikum, eine entschuldigende Geste seitens der Pianistin, dann bringen beide die Arie langsamer zu Ende. Frenetischer Applaus. Die beiden Musiker gehen eng umschlungen in völlig synchronem, schnellem Schritt lachend ab.

Resonanz, deren Unterbrechung, *rupture and repair*, erneute Resonanz auf höherem Niveau – all das ist in dieser kleinen Szene zu erkennen. In der Psychotherapie ist Resonanz ein immer aktueller werdender Begriff. Aber was ist eigentlich Resonanz? Cramer versteht darunter die Wechselwirkung zweier schwingender Systeme. »Resonanz heißt, rein sprachlich: zurück tönen, antworten durch mittönen [...] Resonanz heißt: miteinander auf gleicher oder ähnlicher Wellenlänge schwingen« (Cramer, 1998, S. 13). Durch Resonanz wird etwas bewirkt: Die Saite einer Gitarre lässt die Moleküle der Luft in Schwingungen geraten. Diese finden Verstärkung im Korpus des Instruments. Sie breiten sich aus, bis sie unser Trommelfell erreichen, und versetzen es in Schwingung. Unser Gehirn verarbeitet diese Information. Wir nehmen schließlich einen Ton wahr. Resonanz braucht also ein Medium – in unserem Beispiel die Luft, in der sich die Schwingungen der Luftmoleküle übertragen. Es ergeben sich zwei Fragen:

- Was bedeutet im Zusammenhang eines Therapiegespräches der Begriff der Schwingung?
- Welches Übertragungsmedium ist zwischen Menschen vorhanden?

Bei der Suche nach einer Antwort auf diese Fragen ist der Weg zu den Forschungen über Empathie und ihre biologischen Grundlagen im Spiegelneuronensystem und im Theory-of-Mind-System nicht weit. Alle Sinneskanäle transportieren den Beteiligten Informationen, die im Gehirn verarbeitet werden. Wir tauchen dabei regelrecht empathisch in den Gefühlszustand eines anderen Menschen ein (Kandel, 2014). So entstehen Synchronisierungsvorgänge zwischen den Menschen. Eine solche empathische Einstimmung zwischen Patientinnen und Patienten sowie Therapeutinnen und Therapeuten kann man übertragend gemeint als »Schwingung« bezeichnen. Gallese (2015, S. 102) spricht hierbei von einer »verkörperten Simulation«. Es handelt sich um eine unbewusste Kommunikation, die über den körperlichen, nonverbalen Ausdruck abgehandelt wird. Analog zu einem Satz, der in der Neuroforschung geprägt wurde, heißt es hier nicht nur: »two brains making sense of each other« (Vogeley, 2017), sondern auch: »two bodies making sense of each other«. Durch diese unterschwellige, körperlich vermittelte Kommunikation etabliert sich in unserem Gehirn ein Abbild des Gefühlszustandes eines anderen Menschen, wenn wir dessen innere Befindlichkeit wahrnehmen. Dies betrifft auch dessen unbewusste Körperreaktionen, die sich bei uns leiblich abbilden (Kandel, 2014). Die Beteiligten stimmen sich im wahrsten Wortsinn aufeinander ein.

Ein zentrales Charakteristikum von Resonanz besteht darin, dass wir uns bei ihrem Zustandekommen in einer affektiv bedeutungsvollen Beziehung befinden. Dies kann innerhalb von Beziehungen zu anderen Menschen oder zu Tieren, aber auch zu Dingen, Tätigkeiten oder zur Natur stattfinden. Wenn Sie sich zum Beispiel über jemanden ärgern oder etwas tun, das Ihnen Freude macht, sind das Formen der affektiven Resonanz. Kommen Sie nach Hause und begrüßen freudig Ihren Hund, der schwanzwedelnd auf Sie zukommt, so befinden Sie sich auch in einer positiv getönten Resonanz mit dem Tier. Wir können Resonanz aber auch mit uns selbst erleben, mit uns selbst im Einklang sein, stimmig mit uns selbst sein.

Dieses Verständnis von Resonanz hat Ähnlichkeiten mit dem, was der Soziologe Hartmut Rosa unter »Resonanz« versteht: Er begreift sie als einen Beziehungsmodus. Dieser speist sich aus der Wechselwirkung zwischen uns und dem, worauf wir bezogen sind. Rosa beschreibt diesen Zusammenhang als »Antwortbeziehung«: Wir berühren und werden berührt (Rosa, 2016, S. 270). Im Unterschied zu Rosa, dessen Resonanzbegriff nur die positiven Affekte umfasst, sehe ich auch negativ getönte Affekte als Bestandteile von Resonanz an.

In Momenten von Resonanz befinden wir uns in einer für uns bedeutungsvollen Beziehung. Resonanzerleben geht also mit dem Gefühl von Bedeutung einher. Dabei unterscheidet sich eine innere Resonanz, bei der wir uns von etwas angesprochen fühlen, von den Fällen, bei denen es um eine Wechselwirkung geht. Stehen Sie zum Beispiel vor dem Schaufenster eines Blumenladens und freuen sich an der dort ausgestellten Pracht der Pflanzen, so befinden Sie sich in einer inneren Resonanz mit dem, was Sie sehen, aber nicht in einer Antwortbeziehung: Die Blumen im Schaufenster reagieren nicht auf Sie. Dann drehen Sie sich um und erblicken einen Bekannten auf der anderen Straßenseite und winken ihm zu. Er winkt zurück. Beide freuen sich. Hier handelt es sich um eine resonante Antwortbeziehung. Beide verändern sich durch diese Begegnung: Sie erleben einen Moment der Freude.

Formen der Resonanz

Im Folgenden greife ich auf die Einteilung von Buchholz und Gödde (2013) zurück, die in diesem Zusammenhang von einer »horizontalen« und einer »vertikalen« Dimension von Resonanz sprechen.

Horizontale Dimension: Intersubjektive Resonanz

Hier handelt es sich um eine Wechselwirkung, bei der unbewusste Rückkopplungsschleifen zwischen den Beteiligten eine große Rolle spielen. Es geht dabei um einen affektiven Austausch, der eng verzahnt und weitgehend unbewusst in schneller, wechselseitiger Abstimmung abläuft. Die beiderseitig ausgesendeten und empfangenen Signale in dieser emotional unbewussten Kommunikation führen zu einer engen Verschränkung von Patientin oder Patient und Therapeutin oder Therapeut. Die unterschwelligen affektiven Mitteilungen des einen führen zur unwillkürlichen Reaktion der anderen. Keiner von beiden bekommt davon bewusst etwas mit (Mertens, 2013, S. 830).

Wilma Bucci hat diese interaktionellen Vorgänge in einer Artikelüberschrift sehr prägnant formuliert: »It Takes Two to Tango – But Who Knows the Steps, Who's The Leader?« (Bucci, 2011). Das System Patient–Therapeut verfügt über eine unbewusste Kommunikation, das Zwei-Personen-Unbewusste, bei der nicht zugelassene Gefühle des Patienten oder der Patientin beim Therapeuten oder der Therapeutin auftauchen und durch ihn oder sie erlebt werden (Lyons-Ruth, 1999). Hier spielen Prozesse eine Rolle, die in der Psychoanalyse mit dem Begriff der projektiven Identifikation gefasst werden.

In der Affektverarbeitungsgemeinschaft Patient–Therapeut haben in diesem Fall zunächst die Behandelnden die Aufgabe, bei sich die Gefühle zu regulieren, die dem Patienten bzw. der Patientin unzumutbar erscheinen. Dann gilt es, Wege zu finden, diese Regulation langfristig dem Patienten, der Patientin, selbst zu ermöglichen. Die Regulationsfähigkeit der Behandelnden, ihre Fähigkeit zum Containment, ist hier gefragt.

Vertikale Dimension: Intrasubjektive Resonanz

Hier geht es um Vorgänge, bei denen wir innerlich auf etwas antworten, das wir wahrnehmen. Dies geschieht nicht wechselwirkend mit den Objekten, sondern etwas in uns wird zum Klingen gebracht. Im klassischen Sinn geht es hierbei um ein »Mit-Tönen«, »Mit-Schwingen« (Cramer, 1998), bei dem wir selbst als Resonanzkörper fungieren. Etwas klingt in uns an, etwas berührt uns. Wenn wir zum Beispiel ein Kunstwerk betrachten, so könnten wir erleben, dass es in uns etwas berührt, etwas in uns anspricht. Bezeichnen wir dies auch als »Antwortbeziehung«? Nein, denn im direkten Sinne geht es hierbei ja nicht um eine Wechselwirkung, auch wenn wir ein starkes Erleben von Resonanz haben. Das Kunstwerk reagiert ja nicht auf uns, sondern in uns antwortet etwas auf das Werk, das wir anschauen. Wir sind berührt. Das Kunstwerk sagt uns etwas.

Der Resonanzbegriff trifft auch auf solche Fälle zu, bei denen der Kontakt zwischen Menschen, Dingen oder eigenen Impulsen in uns etwas so berührt, dass wir uns angesprochen fühlen, ohne dass wir in einer direkten, wechselwirkenden Interaktion stehen. So mögen Sie vielleicht auf einem Wochenmarkt beim Einkauf eine Blumenverkäuferin aus der Entfernung erblicken. Ihre Kleidung ist fantasievoll und farbig abgestimmt und wirkt genauso ansprechend wie die Blumen, die sie verkauft. Sie freuen sich an dem stimmigen Anblick. Sie reagieren auf einen Menschen, von dem Sie gar nicht bemerkt werden. Auch dies ist innere Resonanz.

Hier kann man noch weiter differenzieren: Auch eigene Erinnerungen oder Gedanken können eine innere Resonanz erzeugen. So denken wir vielleicht an den geplanten Winterurlaub und freuen uns. Hier hat der Gedanke an die kommenden Wochen eine innere Bedeutung entstehen lassen. Dies ist ebenfalls intrasubjektive Resonanz.

Im weiteren Sinne können wir Resonanz auch mit uns selbst erleben: mit uns selbst im Einklang sein, stimmig mit uns selbst sein. Wer aus dem Rheinland kommt, kennt das Gegenteil. Man sagt: »Isch bin newwe de Kapp.« Auf Hochdeutsch: »Ich bin neben der Kappe.« Dies bedeutet:

Irgendetwas stimmt nicht. Es besteht eine Störung der positiv getönten Resonanz mit mir selbst.

Fusionäres Erleben

Eine besondere Form der Resonanz stellt das fusionäre Erleben dar. Hierbei geht es um eine innere Verbindung zu dem, was wir sehen oder erleben. Es ist ein Entgrenzungserlebnis über die Ich-Grenzen hinaus. Es geht um eine Aufhebung der Dualität der Ich-Du-Trennung. Dabei lassen sich zwei Formen fusionären Erlebens benennen.

Die erste besteht aus einer als Erweiterung empfundenen inneren Verbindung nach außen. Dabei bleiben die Ich-Grenzen erhalten. Wir haben ein Gefühl von uns selbst, das bestehen bleibt, zusammen mit einem Gefühl der Verbundenheit mit anderen Personen, Dingen, Tieren oder der Natur. Man geht in etwas Größerem auf, ohne selbst verloren zu gehen. Häufig ist eine solche Erfahrung mit einem Flow-Erlebnis verbunden und von intensivem Genuss begleitet.

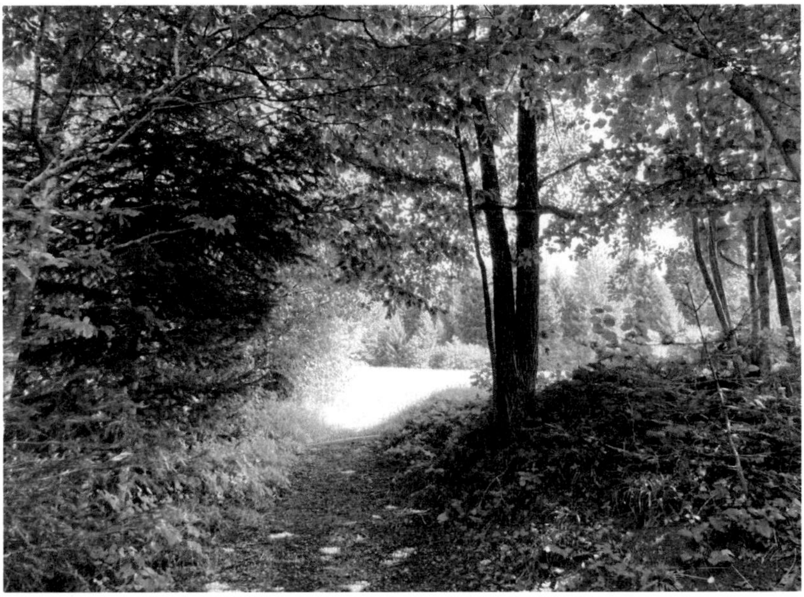

Abbildung 1: Eckhart Neumann, *Lichtung* (2022)

Stellen Sie sich vor, Sie befinden sich auf einer Wanderung am frühen Morgen. Unvermittelt öffnet sich der Weg auf eine Lichtung, die im ersten Sonnenlicht des Tages erstrahlt. Eben noch haben leichte Nebelschwaden über der Wiese geschwebt. Die Luft riecht würzig, vielleicht sogar etwas modrig. Sie können die Feuchtigkeit in der Luft regelrecht auf der Haut spüren. Sie hören die Vögel, die bei Tagesanbruch zu singen begonnen haben. Fast atemlos erleben sie unmittelbar die Schönheit der Natur, als deren Teil Sie sich plötzlich fühlen. In Ihnen ist etwas tief Empfundenes an Schönheit und Verbundenheit zum Klingen gekommen.

Es ist eine intrapsychische Resonanz zustande gekommen, in deren Verlauf Sie sich als Teil der Natur, also fusionär, erleben. Das Beispiel eines Streichquartetts mag eine Erfahrung verdeutlichen, bei dem das abgegrenzte Selbsterleben ebenfalls erhalten bleibt und zusätzlich ein fusionäres Empfinden hinzukommt. Die Musizierenden können sich trotz des eigenen Bewusstseins noch gleichzeitig als Teil eines Ganzen erleben.

All diesen Abläufen ist gemeinsam, dass man sie als Varianten eines schöpferischen Prozesses sehen kann. Dies unterscheidet sich aber von einer zweiten Art fusionärer Phänomene, bei denen man sich gänzlich als Teil einer gemeinsamen Interaktion empfindet. Diese gehen einher mit einem Gefühl der Ungetrenntheit, sodass keine Individualität mehr verspürt wird. Eine solche Art der fusionär erlebten Resonanz kann mit dem Gefühl des partiellen oder gänzlichen Kontrollverlustes verbunden sein. Beide Formen des fusionären Erlebens kann man mehr oder weniger als ängstigend oder als Genuss empfinden, wie es vielleicht zeitweise bei Musik, Tanz, Meditation oder in der Sexualität der Fall sein kann. Oft ist fusionäres Erleben mit einem Gefühl der Ehrfurcht verbunden.

Resonantes Unbewusstes

Durch die unterschwellige Kommunikation zwischen zwei Menschen wird etwas Drittes, Neues gemeinsam erschaffen. Dieses Gemeinsame entsteht weitgehend unbewusst. Es gestaltet sich unwillkürlich. Dieses Resonanzgeschehen ist im ständigen Wandel begriffen. Es hat etwas Fluides, sich ständig wandelndes, das oft nur atmosphärisch spürbar und häufig schwer in Worte zu fassen ist. Martin Buber (1999) nennt es das »Zwischen«. In Bildern oder Metaphern können wir uns annähern, wenn wir ein solches

Geschehen mitteilen wollen. Es geht um eine eng verzahnte unbewusste Kommunikation, eine Ko-Produktion der Beteiligten.

Was dabei verhandelt wird, hat einen verbal gefassten Inhalt: Man spricht miteinander. Über nonverbale Kanäle werden gleichzeitig beinahe immer unzählige andere Botschaften ausgetauscht, die uns nicht bewusst-werden. Ständig operierende Feedbackmechanismen informieren uns darüber, ob wir unseren Zielen näherkommen oder nicht. Passen wir zusammen bei dem, was wir gerade tun? Oder braucht es eine Veränderung, müssen wir nochmal ansetzen, um unsere Absichten zu verdeutlichen?

Unbewusst vermitteln beide gleichzeitig dem oder der Anderen ihre Intentionen und nehmen die des Gegenübers wahr. Jeder und jede der Beteiligten versucht, die bestmögliche Übereinstimmung zwischen seinen eigenen Intentionen und denen des oder der Anderen zu erreichen. Immer wieder muss neu justiert und überprüft werden, ob man auf dasselbe Ziel zusteuert, ob man verstanden wurde und den Anderen bzw. die Andere verstanden hat. Immer wieder gibt es Missverständnisse, die ausgeräumt werden müssen (D.N. Stern & The Boston Change Process Study Group, 2012, S. 109). Diese schnelle *(moment to moment)* nonverbale Verständigung läuft ab, ohne dass die Beteiligten etwas davon bewusst mitbekommen. Sie geschieht subliminal, unterhalb der bewussten Wahrnehmungsschwelle. Es etabliert sich eine unbewusste Kommunikation, die unter dem Begriff des resonanten Unbewussten gefasst wird (Buchholz & Gödde, 2013).

Oft ergreifen wir als Behandelnde diese Vorgänge zunächst intuitiv, ohne sie sofort in Worte fassen zu können. Wir können zum Beispiel in Therapien das Gefühl haben, etwas geschieht, es geht voran, oder wir spüren, dass sich etwas bewegt, ohne dass wir es sprachlich benennen können: Dies ist der unbewussten Interaktion geschuldet, die ein intersubjektives, sich veränderndes Resonanzgeschehen hervorbringt. Wir reagieren auf diese Veränderungen im System der Intuition. Es gibt Informationen, die entweder nicht oder noch nicht sprachlich ausgedrückt werden können. Trotzdem nehmen wir sie wahr. Intuition ist die Folge unbewusster Wahrnehmungen. Sie macht sich in verschiedenen Formen bemerkbar: Ideen, Körpergefühlen, Ahnungen, Stimmungen (Welling, 2005). Sie zu nutzen, stellt ein wichtiges Werkzeug bei Behandlungen dar. Dies trifft besonders auf die Phasen zu, in denen sich etwas tut, das wir aber noch nicht klar gedanklich verstehen und in Worte fassen können.

Intuitive Wahrnehmungen stellen einen unverzichtbaren inneren Kompass dar, wenn stark dissoziierte Aspekte auftauchen. Oft weiß man noch nicht, worum es sich dabei handelt. Behandlungstechnisch sind wir dann gut beraten, unsere eigenen Körperwahrnehmungen, Stimmungen und Nonverbales, wie zum Beispiel die eigenen unwillkürlichen Bewegungen und Körperhaltungen, zu beachten und zu berücksichtigen. Da dissoziierte Affekte in nicht-sprachlichen Registern (Leikert, 2019) gespeichert sind, können diese Inhalte sich nicht anders als zunächst im System der intuitiven Wahrnehmungen bemerkbar machen. In solchen teilweise diffus wahrnehmbaren Stimmungen oder Körpergefühlen artikuliert sich etwas, das oft erst sehr viel später sprachlich erfasst werden kann.

Eine Kollegin erzählte mir, dass ihr in einer Behandlung mit einer schwer traumatisierten Patientin plötzlich schwindelig wurde und sie das Gefühl bekam, den Boden unter den Füßen zu verlieren. Ihr wurde klar, dass sich in ihrer Körperresonanz etwas mitgeteilt hatte, was ein stark dissoziiertes Bedrohungserleben der Patientin abbildete.

Ein weiteres Beispiel mag das Erfassen von Stimmungen zeigen, die zunächst intuitiv wahrgenommen werden, aber der Bearbeitung bedürfen: Stellen Sie sich eine Therapiestunde vor, in der Ihr Patient versucht, ein Problem zu beschreiben, das er mit seinem Vorgesetzten hat. Sie verstehen nicht wirklich, was ihn umtreibt. Sie versuchen, Ihr Verständnis auszudrücken, aber meistens liegen Sie etwas daneben. Es hakt. Irgendetwas klemmt in der Kommunikation zwischen Ihnen beiden. Sie intervenieren: »Ich finde, dass wir gerade irgendwie etwas stolpern, es ruckelt so in unserem Gespräch. Wie erleben Sie es denn, wie wir gerade miteinander sprechen?« Mit der Sprachbildlichkeit von »stolpern« und »ruckeln« beschreiben Sie die atmosphärische Qualität des Gespräches. Sie drücken die immer wieder unterbrochene Verständigung in Bewegungsbildern aus. Damit richten Sie die Aufmerksamkeit eher auf die modale Beschaffenheit der Interaktion als auf ihren Inhalt aus. So nähern Sie sich der Störquelle, die unbewusst in der immer wieder nicht gelingenden Verständigung ihre Wirkung entfaltet.

Ausbleiben von Resonanz

Rosa (2016, S. 59) bezeichnet das Ausbleiben von Resonanz als einen Zustand der »stummen Weltbeziehung«, die er als Entfremdung ansieht. Psychodynamisch müssen wir bei diesen Vorgängen zwei Prozesse unterscheiden, die zum selben Ergebnis, nämlich dem Ausbleiben einer Resonanz führen. Im Falle der Dissoziation von Affekten geht es um ein schnelles Herunterregeln einer Affektstärke, die droht, die Regulationsfähigkeit des psychischen Systems zu überfordern. Dieser unbewusste Vorgang dient dazu, Bedrohliches, Schmerzhaftes nicht zu empfinden. Drohende Hyperarousal wird in Hypoarousal umgewandelt.

Hiervon zu unterscheiden ist der Fall der leeren Objektbeziehung. Hierbei handelt es sich nicht um ein Herunterregeln der Affektstärke als Notreaktion. Vielmehr kommt keine affektive Reaktion zustande, weil der betreffende Mensch kaum gelernt hat, überhaupt bedeutungsvolle Beziehungen aufzunehmen. Wir können uns vorstellen, dass sich dies aus einem Umgang der Eltern mit dem Kind entwickelt hat, die nur geringe affektive Antworten auf die Regungen des Kindes bereitgestellt haben.

So konnte dieses Kind im Laufe seiner Entwicklung nur wenig resonant zu sich selbst und anderen Menschen werden. Affektgenerierung, Affektdifferenzierung und die Bedeutungszuschreibung an Affekte sind in solchen Fällen beeinträchtigt. Die Betroffenen tun sich schwer damit, eigene Affekte und die ihrer Mitmenschen zu lesen und handlungsrelevant zu verarbeiten. Dann wird man tatsächlich von einem Mangel an Resonanz sprechen, da die Fähigkeit zur Aufnahme von emotional bedeutungsvollen Beziehungen beeinträchtigt ist. Besonders ausgeprägt können wir das in Behandlungen feststellen, bei denen es um den Bereich der autistischen Störungen geht.

Phänomenologisch mögen sich die leere und die dissoziierte Objektbeziehung gleichen: Wir haben es mit einer Empfindungsleere zu tun. Rosa sieht dies als eine »stumme Weltbeziehung« an – die Welt »spricht« dann nicht mit den Betroffenen. Die dynamischen Bedingungen, die zu dieser Empfindungsleere führen, unterscheiden sich aber erheblich. Deshalb sind wir in den Fällen, in denen es um leere Objektbeziehungen geht, behandlungstechnisch in einer ganz anderen Art gefordert als bei dissoziativen Störungen. Im ersten Fall mag eine mentalisierungsfördernde Beziehungsgestaltung greifen, im anderen eine traumaspezifische Gesprächsführung.

Unsere Behandlungspraxis ist allerdings selten eindimensional: Es gibt häufig Therapien, bei denen die Psychodynamik durch eine Schichtung verschiedener Prozesse gekennzeichnet ist. Man denke nur an das Konzept der toten Mutter von André Green (2018). Hier geht es um unbewusste Identifizierungsvorgänge, die zu einer Affektleere führen.

> »Mit der Metapher der ›toten Mutter‹ beschreibt André Green nicht deren realen Tod, sondern die Erfahrung des Kindes mit einer innerlich abwesenden, depressiv zurückgezogenen Mutter. Zur Veranschaulichung der aus dieser Konstellation resultierenden psychischen Defizite des Kindes spricht er von den ›psychischen Löchern‹ einer ›weißen Depression‹« (ebd., Klappentext).

Solche, in der Dynamik mehrdimensionalen Krankheitsbilder erfordern neben einer Traumaorientierung oft eine Kombination von aufdeckender, identifizierungslösender und mentalisierungsfördernder Ausrichtung.

Grundlagen

Nach dieser ersten Annäherung sollen nun einige Autoren und Autorinnen, die grundlegende Gedanken zum Thema Resonanz und Emergenz beigetragen haben, Erwähnung finden. Die einzelnen Kapitel beschäftigen sich mit verschiedenen Blickwinkeln, aus denen die Thematik betrachtet werden kann. Sie ergänzen einander. Es finden sich Betrachtungen aus psychoanalytischer Sicht, aber auch aus der Perspektive anderer Disziplinen. Beispiele aus Behandlungen dienen zur Illustration der theoretischen Überlegungen und Begriffe. Zu Beginn jedes Kapitels findet sich eine Zusammenfassung. Wer an der jeweiligen Vertiefung weniger interessiert ist, kann sich an der Zusammenfassung orientieren und das anschließende Kapitel überspringen.

Der Resonanzbegriff in der Soziologie

> *Zusammenfassung:* Der Soziologe Hartmut Rosa versteht Resonanz als einen Beziehungsmodus. Im Modus des resonanten Erlebens befinden wir uns aus seiner Sicht in einer Antwortbeziehung. Wir werden berührt, berühren aber auch unser Gegenüber. Es ist eine sinnstiftende, auf die Umwelt bezogene Beziehungsqualität, die uns selbst verwandelt. Rosa betont, dass ein solches Erleben emergent entsteht. Es kann weder erzwungen noch sicher verhindert werden.

Hartmut Rosa (2016) beschäftigt sich mit einem zentralen Charakteristikum des Resonanzerlebens: Resonanz ist ein emergentes Phänomen. Man kann sie nicht willentlich erzeugen. Resonanz kann sich ereignen, wenn die Bedingungen dafür günstig sind. Dies hat mit einer Eigenschaft von Resonanzerleben zu tun, die Rosa mit dem Begriff der Unverfügbarkeit fasst. Er weist darauf hin, dass sich niemals sicher voraussagen lässt, ob sich Resonanz einstellt oder wie lange sie dauert. Sie lässt sich weder willentlich erzeugen noch sicher abwenden.

Um diese Zusammenhänge zu beschreiben, verwendet Rosa eine für ihn wichtige Polarität: Verfügbarkeit versus Unverfügbarkeit. Er beschreibt vier Dimensionen des Verfügbarmachens:

- Sichtbarmachen
- Erreichbar- bzw. Zugänglichmachen
- Beherrschbarmachen bzw. Unter-Kontrolle-Bringen
- Nutzbarmachen

Als Beispiel lässt sich die industrielle Revolution im 19. Jahrhundert anführen. Die Erfindung der Dampfmaschine brachte im wahrsten Sinne viel »in Bewegung«. Plötzlich konnten mit der Eisenbahn weite Entfernungen überbrückt, Schiffe in Fahrt gebracht und Maschinen angetrieben werden. Das Beherrschen dieses Verfahrens – in Rosas Diktion »das Verfügbarmachen« – brachte enorme Veränderungen in Technik und sozialer Umwelt hervor.

Rosa (2016, 2018) zeigt in diesem Zusammenhang ein Spannungsfeld auf: Einerseits wollen wir unsere Umwelt kontrollieren, gestalten und weiterentwickeln, sie uns also verfügbar machen, andererseits entstehen Gefühle von Lebendigkeit, Berührung und wirkliche Erfahrung aus der Begegnung mit dem, was wir nicht kontrollieren können, was sich spontan ereignet. Dies bezeichnet er als »unverfügbar«. Eine vollständig kontrollierte Welt wäre aus Rosas Sicht eine tote Welt. »Erfüllte Lebendigkeit vollzieht sich an der Grenzlinie zwischen Kontrolle und Loslassen« (Rosa, 2018, S. 8). Dieser Gedanke weist große Ähnlichkeit zu Galatzer-Levys Überlegungen zum »Grenzbereich zum Chaos« auf, denen Sie in einem späteren Kapitel noch begegnen werden.

Nach Rosas Überzeugung schlägt gerade der Versuch, uns die Welt verfügbar zu machen und die Erfahrung von Lebendigkeit willentlich zu erzeugen, ins Gegenteil um. Das Gefühl der Lebendigkeit entzieht sich uns. Er verweist auf eine Polarität der menschlichen Existenz: »Die Begegnung mit dem Unverfügbaren und der Wunsch oder der Kampf, es verfügbar zu machen, durchziehen alle Lebensbereiche wie ein roter Faden. […] Unverfügbarkeit konstituiert menschliches Leben und menschliche Grunderfahrung« (2018, S. 9).

Wir Therapeutinnen und Therapeuten kennen diese Erfahrung zur Genüge: Je mehr wir uns an Regeln und definierte Techniken halten, um ein gewünschtes Ergebnis zu erzielen, desto weniger lebendig wird das Gespräch. Hier ist die Polarität von Technik und Beziehung angesprochen. Ohne einen Rahmen von Regeln und Techniken geht es nicht, schließlich behandeln wir aufgrund von Forschung und Erfahrung störungsspezifisch. Halten wir uns aber nur daran, erstarrt der therapeutische Prozess. Wie in der bildenden Kunst oder in der Musik ist in der Psychotherapie das Einbeziehen von unbewussten, schöpferischen Prozessen zentral. Therapeutinnen und Therapeuten bewegen sich in einem Feld, in dem die Einbettung von Techniken in den lebendigen und weitgehend unbewusst gesteuerten, resonanten Austausch mit den Patienten und Patientinnen das eigentlich Wirksame darstellt. Um es mit einem Beispiel aus der Welt der Musik zu vergleichen: Wird eine Cellosonate von Bach nur technisch gespielt, so hat die Musik keine Seele. Zuhörer und Zuhörerinnen spüren das sofort. Auch in der Psychotherapie wird eine reine Anwendung therapeutischer Techniken ohne Berücksichtigung des zugrundeliegenden Beziehungsgeschehens wenig nützen. Auch hier wird die Seele fehlen.

Zurück zu Rosas Überlegungen: »Verfügbarmachen«, wie Rosa es nennt, gehört also zur menschlichen Natur. Neugierde und die Freude am Vergrößern unseres Bewegungsradius durch technische Mittel ist uns Menschen eigen. Etwas begreifen, gestalten und kontrollieren – dies sind Formen des Verfügbarmachens im Sinne von Rosa.

Dem entgegengestellt ist das Erleben von Resonanz: Resonanz bezeichnet einen Beziehungsmodus, der durch vier Merkmale charakterisiert ist:

- Berührung
- Selbstwirksamkeit
- Anverwandlung
- Unverfügbarkeit

Berührung

»Berührung« bedeutet, dass ein Gefühl von Bedeutung entsteht. Etwas sagt uns etwas, löst gefühlsmäßig etwas aus. Denken wir etwa an Momente, in denen wir plötzlich aufmerksam werden, vielleicht sogar zu Tränen gerührt sind. Wir sehen oder erleben etwas, das uns einhalten lässt, unser Interesse erregt. Eine Erfahrung gewinnt so an Bedeutung.

Selbstwirksamkeit

Dieser Begriff ist bei Rosa mehrdimensional beschrieben: Einerseits begreift Rosa die emotionale Reaktion auf etwas schon als Selbstwirksamkeit (ich verorte dies noch im Prozess der Berührung, denn ohne emotionale Antwort, ohne Affekte gibt es keine innere Berührung. Eine affektive Antwort ist immer unwillkürlich. Sie konstituiert die Erfahrung von Berührung. Allerdings kann hier schon im Bereich der interpersonellen Resonanz ein Antwortgeschehen, eine schnelle und wechselseitige Beeinflussung stattfinden). Andererseits fasst er unter dem Begriff der Selbstwirksamkeit auch unsere Fähigkeit, Andere zu erreichen, ein Musikinstrument zu spielen, Brot zu backen oder ein Buch, das wir lesen, innerlich zu verarbeiten. Letztlich steht im Zentrum dieses Begriffes eine Erfahrung, in den Feldern, in denen wir uns angesprochen fühlen, etwas bewirken können.

Anverwandlung

»Wann immer wir mit der Welt in Resonanz treten, bleiben wir nicht dieselben. Resonanzerfahrungen verwandeln uns, und eben darin liegt die Erfahrung von Lebendigkeit« (ebd., S. 41). Die Veränderung, die Rosa beschreibt, ist zudem eine wechselseitige. Durch unsere Antwort verändert sich auch das, worauf wir antworten. Hier sei auf die Unterscheidung von intra- und interpersoneller Resonanz verwiesen.

Unverfügbarkeit

Resonanzerfahrungen lassen sich nicht instrumentell herstellen. Ob sie entstehen oder nicht, entzieht sich der willentlichen Einflussnahme. Wir können die Wahrscheinlichkeit des Entstehens von Resonanz beeinflussen, nicht aber deren Zustandekommen an sich. So können wir uns auf einen Konzertbesuch einstimmen, indem wir uns festlich kleiden, uns Zeit nehmen, vorher mit Muße Essen zu gehen. So öffnen wir uns innerlich der Musik. Ob sie uns aber berührt, wir also innerlich mit ihr in Resonanz treten, können wir nicht willentlich steuern.

Resonanz und Hirnforschung

> *Zusammenfassung:* Ein weiterer Autor, der sich mit Resonanz beschäftigte, ist der Hirnforscher Joachim Bauer. Er entwickelte Gedanken dazu, auf welchem Weg die menschliche Fähigkeit zu innerer Resonanz entsteht und wie sie funktioniert. Wie die Mentalisierungsforscher und -forscherinnen um Fonagy beschäftigt er sich mit Spiegelungsprozessen. Bauer sieht das Spiegelneuronensystem als zentrale Funktionseinheit an, die es uns erlaubt, innere Zustände von anderen Menschen in uns selbst abzubilden und darauf empathisch zu reagieren. Der Vorgang der inneren Abbildung der Gefühls- und Körperzustände Anderer in uns selbst läuft weitgehend unbewusst ab. Er ist ein Resonanzphänomen und beschreibt die neurobiologische Fundierung der Intersubjektivität.

Bauer weist darauf hin, dass Spiegelphänomene keine reinen Echoereignisse sind. Nehmen wir ein Gefühl, den inneren Zustand eines anderen Menschen wahr, so verändern wir uns auch hirnphysiologisch. Wir etablieren den Zustand des bzw. der Anderen in unserem eigenen Gehirn. Es werden die gleichen neuronalen Netzwerke aktiviert, die bei ihm oder ihr gerade aktiv sind. Ohne dass es uns bewusst wird, verändert die Gegenwart anderer Menschen in unserer Nähe unser Gehirn. Menschen sind biologisch gesehen »Ich-Du-Wesen« (Bauer, 2019, S. 21ff.). Unsere Natur ist es, in Kontakt zu sein.

Neben dem Spiegelneuronensystem beschreibt der Autor ein zweites, für das Zustandekommen von Resonanz wichtiges Funktionssystem: das Selbstsystem. Dieses enthält drei Aspekte, die gemeinsam das Selbstnetzwerk bilden. Die drei Faktoren des Selbstnetzwerkes bestehen aus:

- dem Selbstgefühl im Hier und Jetzt,
- der gespeicherten Information über die eigene Biografie sowie
- der Fähigkeit, zwischen Selbst und Nicht-Selbst zu unterscheiden.

Diese Funktionen bilden das Selbstnetzwerk. Das Zusammenwirken von Spiegelneuronensystem und Selbstnetzwerk ermöglicht einerseits emotionale, empathische Resonanz, andererseits den Abgleich mit dem, was wir als zu uns gehörend erleben und was nicht.

Beide Systeme haben unterschiedliche Funktionen: Das Selbstsystem beinhaltet vorwiegend kognitive Geistesinhalte, wie Ideen, Gedanken, innere Bewertungsschemata, persönliche Identitätsmerkmale und kulturell verankerte Vorstellungen. Ausgetauscht werden diese Inhalte weitgehend über die Sprache. Das Spiegelneuronensystem hingegen ist auf die Aussendung und den Empfang emotionaler Signale spezialisiert, die weitgehend unbewusst über die Kommunikation von Körper zu Körper vermittelt werden. Blick, Mimik, Körperhaltung, Stimme, die Art zu sprechen – die emotionale Seite der Kommunikation also –, darum geht es bei der Informationsübermittlung im Bereich des Spiegelneuronensystems. In der Funktion des Selbstsystems sind wir überwiegend bewusst denkend unterwegs. Das Spiegelneuronensystem dagegen stellt intuitives Wissen bereit. Spiegelresonanzen lassen uns intuitiv fühlen und verstehen, was in anderen Personen vorgeht, welche Intentionen sie haben und wie sie zu uns stehen.

Menschen informieren sich weitgehend unbewusst mittels körpersprachlicher Zeichen über den inneren Zustand und die Handlungsabsichten des anderen. Ohne solche Fähigkeiten könnten wir kaum in einem dichten Gedränge im Kaufhaus unbeschädigt durch eine Menschenmenge gehen. Wir antizipieren unbewusst ständig die Bewegungsabläufe anderer Menschen um uns herum und reagieren in unseren eigenen Bewegungen darauf. Oder denken Sie an einen Tanz: Ohne die schnelle, wechselseitige und unbewusst ablaufende Einspeisung der Bewegungen des Tanzpartners oder der Tanzpartnerin könnte ein Paar kaum harmonieren und einen gemeinsamen, flüssigen Ablauf entstehen lassen.

Lernen am Modell und Identifikationsvorgänge haben ebenfalls die neuronale Einstimmung aufeinander zur Grundlage: Wir aktivieren unbewusst dieselben handlungssteuernden neuronalen Netzwerke, wenn wir Handlungen Anderer beobachten, wie diejenigen, deren Handlungen wir wahrnehmen. So setzen wir die Grundlage für die Übernahme von Fähigkeiten, wie es zum Beispiel beim Lernen von Musikinstrumenten der Fall ist. Unsere handlungssteuernden neuronalen Netzwerke gehen in Resonanz mit dem Beobachteten. Sie simulieren die beobachtete Handlung in unserem Gehirn. Bauer bringt es auf den Punkt: »Spiegelneuronen sind Teil eines neurobiologischen Resonanzsystems« (ebd., S. 86).

Hans Welling (2005) beschreibt Intuition als eine grundlegende seelische Funktion, die den Zweck hat, sich schnell in unüberschaubaren Situationen orientieren zu können. Dies leuchtet unmittelbar ein: Denken Sie an das Gedränge im Kaufhaus. Würden wir ständig bewusst überlegen, welche Richtung die uns umgebenden Menschen gleich einschlagen, würde das viel zu lange dauern und uns mental überfordern. Wir kämen nicht vom Fleck. Also braucht es die antizipierende, unbewusste Resonanz, um sich intuitiv unfallfrei bewegen zu können.

Diese intuitive Einstimmung spielt bei der empathischen Kommunikation zwischen Menschen eine große Rolle. Bauer beschreibt diese Vorgänge so plastisch, dass ich Ihnen ein längeres Zitat nicht vorenthalten möchte:

> »Spiegelneuronen sind immer dann im Spiel, wenn Menschen miteinander zu tun haben. Sie sind der Grund des Phänomens der emotionalen Ansteckung. Gute Laune ist ansteckend, schlechte nicht weniger. Personen, die sehen, wie andere in Panik geraten, zeigen – auch dann, wenn keine objektive Gefahrensituation zu erkennen ist – eine Aktivierung ihres Angstsystems und bekommen leicht selbst Angst. Im Gehirn von Menschen, die beobachten, wie jemand anders an einer stinkenden Flüssigkeit riecht und sich heftig ekelt, kommt es zu einer Mitaktivierung der Ekelzentren und zum Miterleben von Übelkeit.
>
> Nicht nur Stimmungen können Resonanzen auslösen. Wer in die geweiteten Pupillen seines Gegenübers blickt, zeigt eine – wenn auch nur gering ausgeprägte – Mitreaktion. Wer zusieht, wie jemand anderes friert, reagiert mit einer leichten Senkung der Hauttemperatur. Wer andere gähnen sieht, kann sich bekanntlich selbst kaum dagegen wehren. Mütter, die durch eine Einwegscheibe sehen, dass ihre Kinder im Stress sind, reagieren selbst mit einer Aktivierung ihres Stresssystems.
>
> Der neurobiologische Weg, dem das Spiegelgeschehen folgt, beginnt mit einer spezifischen neuronalen Aktivität im Gehirn des Absenders und setzt sich fort in dadurch hervorgerufenen körpersprachlichen Zeichen. Von einem Menschen erlebte Stimmungszustände sind nicht nur von einer Aktivierung entsprechender neuronaler Systeme begleitet, sondern immer auch von körpersprachlichen Zeichen: Blicke, Mimik, stimmliche Tonlage, Veränderungen im Aussehen der Haut, Körperhaltungen und Bewegungen.
>
> Diese Zeichen werden vom Empfänger mit einem – oder mehreren – der fünf Sinne wahrgenommen, dekodiert beziehungsweise ›gelesen‹ und rufen in ihm dann spiegelbildliche neuronale Aktivitätsmuster hervor. Körpersprachliche Zeichen können, auch wenn sie nur sehr diskret sind, beim jeweiligen Gegenüber eine Wirkung entfalten« (2019, S. 88ff.).

Ohne eine solche gut ausgebildete Fähigkeit zum Lesen und Auswerten der körpersprachlichen Zeichen ihrer Gegenüber könnten Psychotherapeuten und -therapeutinnen ihren Beruf nicht ausüben. Es geht ja oft darum, intuitiv zu erspüren, wie unsere Patientinnen und Patienten gestimmt sind, wenn diese es vielleicht nicht einmal selbst wahrnehmen oder ausdrücken können. Hier spielt das Spiegelneuronensystem eine zentrale Rolle. Aber auch das Selbstsystem, das es uns ermöglicht, zwischen Selbst und Nicht-Selbst zu unterscheiden, ist unabdingbar: Was von dem, was wir als Behandlerinnen und Behandler spüren, ist eine Reaktion auf unsere Patientinnen und Patienten? Was bringen wir selbst an Befindlichkeiten mit und was ist aus der gemeinsamen Einstimmung aufeinander neu, als Ko-Konstruktion, entstanden? Ohne ein gut funktionierendes Selbstsystem dürften wir in unseren Sitzungen oft gänzlich schwimmen, ohne zu verstehen, was gerade passiert. Gerade der ständige Versuch, zu verstehen und zu reflektieren, was wir im Kontakt mit dem Gegenüber im Behandlungsraum erleben, stellt ein wesentliches, veränderungswirksames Moment in der psychodynamischen Psychotherapie dar.

Kandel (2014) weist darauf hin, dass neben der neuronalen Veränderung bei empathischer Einstimmung auch die muskulären Reaktionen des Gegenübers bei uns implantiert werden. Wir alle kennen das aus Behandlungen: Manchmal stellen wir fest, dass wir in Gesprächen mit Patientinnen und Patienten, die wahrnehmbar unter körperlicher Anspannung stehen, selbst körperlich angespannt werden. Wir geraten unwillkürlich in einen ähnlichen physischen Zustand wie unser Gegenüber. Sicherlich abgeschwächt, zugegeben.

Es kann nicht genug betont werden, wie wichtig dieser Aspekt von Empathie ist: Wir etablieren in uns den Gefühlszustand des Anderen und seine Körperreaktionen, wenn wir dessen inneren Zustand wahrnehmen. Affekte sind inklusive ihrer körperlichen Aspekte im wahrsten Sinne »ansteckend«.

Erst das Zusammenwirken von Spiegelneuronensystem und Selbstsystem sowie Theory-of-Mind-System ermöglicht das Verständnis von resonanten Vorgängen.

Auch wenn das Geschehen in Behandlungen immer eine Ko-Konstruktion (D.N. Stern & The Boston Change Process Study Group, 2012) darstellt, die eindimensional nicht abgebildet werden kann, antworten Therapeutinnen und Therapeuten als Empfänger und Empfängerinnen der vom Gegenüber ausgesandten emotionalen Signale. Wir reagieren ganzkörperlich auf solche Einstimmungsvorgänge. Dies ist der Grund, warum manche Behandlungen so anstrengend sein können: Je unbewusster und je stärker dem Patienten bzw. der Patientin seine oder ihre Gefühle sind, umso mehr kann bei den Behandelnden eine ganzkörperliche Resonanz entstehen. Dies betrifft den ganzen Bereich der Vorgänge, die mit dem Begriff der projektiven Identifikation beschrieben werden. Hier greifen systemische Beschreibungen, die die wechselseitige Beeinflussung und die resonante Verlagerung von Affekten in eine andere Person erfassen können.

Wie entwickeln wir die Fähigkeit zur intuitiven Einstimmung auf uns selbst und Andere? Ist sie von Geburt an vorhanden oder braucht es die Beziehung zu Pflegepersonen, mit denen wir interagieren? Kann es sogar sein, dass manche Menschen nicht oder nur wenig über diese Fähigkeiten verfügen? Denken Sie an eine scheinbar unbedeutende Situation, die wir alle im Alltag beobachten können: Ein Vater oder eine Mutter schiebt einen Kinderwagen und ist gleichzeitig mit dem Handy beschäftigt. »Was soll das dem Kind ausmachen«, wird man sich fragen, »es ist draußen an der frischen Luft, hat Bewegung …« Aber nein, in Wirklichkeit geschieht hier etwas, das – sollte es sich oft und dauerhaft wiederholen – dem Kind in seiner Entwicklung schadet. Es kann über den Blick keine affektive Resonanz erleben, bleibt innerlich ungebunden und ohne die affektive Spiegelung, die es zu seiner (Gehirn-)Entwicklung benötigt. Es fehlt ein wichtiger Entwicklungsanreiz: die affektive, über den Blick und die Mimik vermittelte Beziehungsqualität und damit die Entwicklung von Bindung und Sicherheit.

So wissen wir zum Beispiel, dass in Situationen, in denen Kinder keine ausreichende Bindung und dadurch kein genügendes Gefühl von Sicherheit entwickeln können, das kindliche Explorationsverhalten ausbleibt. Neugierde, die Entwicklung der Fähigkeit, die Umwelt zu erkunden, wird zurückgefahren, wenn die Bindungssicherheit nicht ausreichend vorhanden ist. Eltern, die mit dem Kinderwagen durch die Gegend laufen und gleichzeitig mit ihrem Handy beschäftigt sind, mögen ein ruhiges Kind haben und so annehmen, alles sei in Ordnung. Dass ihr Kind vielleicht schon eine subtile depressive Rückzugsreaktion zeigt, wird ihnen vermutlich nicht bewusst sein.

Wie wesentlich das Erleben von Resonanz für die menschliche Entwicklung ist, illustrieren die folgenden Überlegungen: Werden Kleinkinder nur physisch gepflegt, während es ihnen aber an emotionaler Resonanz fehlt, entwickeln sie die eigene Fähigkeit zur Resonanz im Sinne der Generierung eines Bedeutungserlebens nur rudimentär oder gar nicht. Was ihnen dann fehlt, ist der Zugang zur eigenen Innenwelt. Sie nehmen Affekte und Gefühlszustände nicht oder nur wenig wahr und können solche inneren

Zustände nicht in ihrer Bedeutung decodieren. Sie verstehen nicht, welche Gefühle und Befindlichkeiten verhaltensrelevant sind. Auch lernen sie nicht, emotionale Signale von anderen Menschen zu verstehen und sich in diese hineinzuversetzen.

Wir kennen das zum Beispiel von bulimischen Patientinnen und Patienten: Diese haben oft wenig Zugang zu ihrem Gefühlsleben. Sie nehmen häufig nur diffuses Unbehagen wahr, aber keine differenzierten Gefühle, die sie unterscheiden können. So ist es ihnen weniger möglich, Gefühle zum Verständnis von sich und zur Verhaltenssteuerung zu nutzen. Ein intuitives Wissen um sich selbst und um Beziehungen bleibt wenig entwickelt und genutzt. In den Behandlungen geht es dann folgerichtig darum, diesen Menschen Zugang zu ihren Emotionen zu ermöglichen und die Fähigkeit anzuregen, Gefühle zu unterscheiden und in ihrer Handlungsrelevanz zu nutzen. Die Wege, die Therapeutinnen und Therapeuten mit ihren Patientinnen und Patienten beschreiten, um diese Entwicklung zu fördern, lehnen sich an die Erkenntnisse darüber an, wie überhaupt innere Resonanzfähigkeit entsteht. Dabei geht es um eine frühe Form des emotionalen Kontaktes zwischen Eltern und Kind.

Mentalisierung

Zusammenfassung: Im Rahmen des Resonanzkonzeptes stellt sich die Frage, wie es überhaupt zum Erleben von affektiver Resonanz kommt. Die Mentalisierungsforschung beschreibt die besondere Qualität der Beziehung zwischen Pflegepersonen und Kind, die für das Kind zur Entwicklung der Fähigkeit, emotionale Bedeutungen erleben zu können, nötig ist. Die in diesem Kapitel beschriebene besondere Qualität der elterlichen Reaktion ermöglicht dem Kind, als spiegelnde Antwort eigenes Erleben zu erkennen und von dem der Eltern unterscheiden zu lernen. Störungen dieser Beziehungsqualität führen zur Beeinträchtigung von Empathiefähigkeit.

Die Fähigkeit zur Einfühlung in sich und Andere und die Fähigkeit, darüber nachzudenken, wird »Mentalisierungsfähigkeit« genannt. Die spezielle Art und Weise, in der die Beziehungsqualität zwischen Eltern die Entwicklung dieser inneren Kompetenzen im Umgang mit Gefühlen und Stimmungen anregt, beschreibt die Arbeitsgruppe um Fonagy in ihren

Veröffentlichungen zur Mentalisierungsforschung. Fonagy, Kolleginnen und Kollegen (2017) gehen davon aus, dass die Entwicklung der Fähigkeit, Zugang zu eigenen Emotionen und zu denen ihrer Mitmenschen zu haben und dies reflektieren können, in verschiedenen Stadien verläuft. Damit sich die Entwicklung solcher Fähigkeiten entfalten kann, braucht es eine spezifische Beziehungsqualität zwischen Kindern und Eltern. Wichtig hierbei ist, dass Kinder in den Antworten der Eltern auf die kindlichen Äußerungen erkennen können, dass es um sie selbst geht und nicht um die Zustände der Pflegeperson.

Über das Spiegelneuronensystem nehmen Kinder die Gestimmtheiten der Eltern in zweierlei Hinsicht in sich auf. Es kommt zum einen zu früh entstehenden Identifikationen mit den inneren Zuständen der Eltern: Die Gefühle der Eltern werden zu den Gefühlen des Kindes. Ein ängstlicher Gesichtsausdruck des Vaters zum Beispiel wird zu einem ängstlichen Gefühl des Kindes, wenn dies in das Gesicht des Vaters schaut und über das Spiegelneuronensystem dieses Gefühl in sich entstehen lässt. Zum anderen werden die Reaktionen der Eltern auf die Befindlichkeit und die emotionalen Äußerungen der Kinder gespeichert. Was das Kind internalisiert, sind die eigenen, kindlichen inneren Zustände und die Reaktionen der Eltern darauf. Auch hier ist die Entwicklung des Menschen von Anfang an nach einem »Ich-Du-Prinzip«, wie Bauer es nennt, ausgerichtet. Es werden Beziehungsabläufe gespeichert, die die Regulierung bestimmter Anliegen betreffen.

Stellen Sie sich vor, dass ein Kind Neugierde erlebt, wenn es auf dem Spielplatz andere Kinder sieht. Es wird dann automatisch auf das Gesicht des Vaters sehen und registrieren, wie dieser auf den Neugierimpuls des Kindes reagiert. Reagiert dieser mit einem interessierten Gesichtsausdruck und vielleicht noch mit dem Satz: »Oh, toll, da sind noch andere Kinder …«, so wird es sich ermutigt fühlen, zu den anderen Kindern zu laufen und mit diesen zu spielen. Wurde der Vater aber in seiner eigenen Kindheit von anderen Kindern häufiger gehänselt oder gar geschlagen und reagiert nun ängstlich, indem er etwa sorgenvoll das Gesicht verzieht, so wird sich sein Kind eher entmutigt fühlen, dem Neugierimpuls nachzugehen. Reagiert der Vater häufig ermutigend, so wird das Kind die Welt eher als etwas erleben, das sich zu erkunden lohnt. Sein exploratives Verhalten wird vermutlich generell ermutigt. Im anderen Fall wird es die Welt als etwas erfahren, dem es nur mit Vorsicht und vielleicht mit einer ängstlichen Stimmung zu begegnen gilt. Seine Neugierde wird eher gehemmt.

Dieses Beispiel zeigt, wie die Haltung des Vaters zu einer Haltung des Kindes werden kann. Bauer (2019) weist darauf hin, dass der Mensch sein Gefühl von Identität durch das Resonanzprinzip entwickelt. So werden die Gestimmtheiten, Haltungen und Handlungsweisen der primären Bezugspersonen übernommen und zu den Gefühlen und inneren Einstellungen des Kindes. Ein auf die Knie gestürztes Kind wird den Blick der Mutter suchen, um darin abzulesen, ob der Sturz schlimm war oder nicht. Dies wird *referencing* genannt (Bucci, 2011). Die Eltern fungieren in einer Art, die Clark und Chalmers (1998) *extended mind* nennen.

Menschliche Reifung ist grundsätzlich abhängig von Bindungsbeziehungen. Aus neurobiologischer Sicht wird der Mensch durch Beziehungserfahrungen zu der Person, die er ist (Bauer, 2019, S. 31ff.). Mancher wird sich an Martin Buber erinnert fühlen, dessen in diesem Zusammenhang wichtiges Werk den Titel *Ich und Du* (Buber, 1999) trägt.

Damit Kinder aber nicht nur die Gestimmtheiten der Eltern identifikatorisch in sich aufnehmen, sondern auch eine eigene Repräsentanz von sich entwickeln und das Selbst von Anderen unterscheiden lernen, braucht es in der Antwort der Eltern auf das Kind noch einen weiteren, unabdingbaren Baustein: Kinder müssen erkennen können, dass es in der Antwort der Eltern um sie geht, nicht nur um eine Befindlichkeit der Eltern. Sicherlich ist dies schwer auseinanderzuhalten, da die Pflegeperson natürlich immer aus der eigenen Befindlichkeit heraus antwortet. Allerdings muss diese erkennen lassen, dass es dabei um die Beziehungssuche des Kindes geht. Es geht um eine spezielle Qualität in der Reaktion der Eltern, die man »markierte Spiegelung« (Fonagy et al., 2017) nennt.

Jeder und jede kennt Situationen wie die folgende aus dem Alltag: Eine Mutter spielt mit ihrem Kleinkind und spricht mit ihm in einer erkennbar künstlichen, hohen Stimmlage. Sie bedient sich ganz unwillkürlich des *baby talks*. Dieser *baby talk* stellt eine markierte Spiegelung auf die Lebensäußerungen des Kindes dar. So kann sie zum Beispiel auf ein freudiges Gesicht des Kindes mit der erhöhten Stimmlage des *baby talks* antworten: »Eieiei, da freust du dich aber.« Wenn beim Füttern der Brei vom Löffel fällt und das Kind das Gesicht frustriert verzieht und anfängt, zu murren, könnte sie – wieder mit erhöhter Stimmlage – sagen: »Oh, das ist aber ein blöder Löffel …«. Damit erkennt das Kind, dass der eigene Affekt in Richtung Ärger geht. Diese Art der Reaktionen der Mutter stellen markierte Spiegelungen dar. Anders ist es, wenn die Mutter sich in der gleichen Situation auf das Herabfallen des Breies vom Löffel ärgert und das ungefiltert und deutlich verstimmt zum Ausdruck gibt: »Mensch, wie blöd, was für ein Mist!« Hier nimmt das Kind den Affekt der Mutter wahr und lernt nicht, seinen eigenen Ärger zu decodieren, sondern vielmehr: »Mutter ärgert sich, wenn ich ungeschickt bin.«

Beide Antworten – die markierte Spiegelung und die eigene ungefilterte, affektive Antwort – sind oft verschränkt. Vielleicht wird aber aus diesen Beispielen deutlich, worin der Unterschied zwischen einer markierten Spiegelung und einer ungefilterten Reaktion besteht und wie verschieden beide zur Internalisierung des Kindes beitragen.

Die Arbeitsgruppe um Fonagy (2017) beschreibt verschiedene Reifungsschritte bei dieser Entwicklung. Diese sind im Folgenden beschrieben.

Entwicklungsschritte der Mentalisierungsfähigkeit

Fonagy, Kolleginnen und Kollegen (ebd.) beschreiben die Entwicklung der Mentalisierungsfähigkeit. »Mentalisierung« hat sich als Oberbegriff für verschiedene mentale Funktionen etabliert. Diese beschreiben die Kompetenzen, eigene Gefühle, Körpersignale und Stimmungen wahrzunehmen und zu deuten, und die Fähigkeit, sich in andere Menschen einzufühlen. Das Vermögen zur Mentalisierung entwickelt sich in verschiedenen Schritten: Damit sich diese Entwicklung vollziehen kann, ist eine ausreichend spiegelnde und markierende Beziehung zu den Eltern Voraussetzung. Ohne diese kommt es zu Defiziten in der Mentalisierungsfähigkeit. Die einzelnen Schritte bestehen aus

- dem *zielgerichteten Modus* (teleologischer Modus, ab etwa 9. Monat bis 1,5 Jahre): Das Kind kann eigene und fremde Handlungen als zielgerichtet interpretieren, aber es kann noch nicht dahinterliegende Ursachen, wie Motive, erkennen. Nur was beobachtet werden kann, zählt;
- der *psychischen Äquivalenz* (1,5 bis 4 Jahre): Gedanken und äußere Wirklichkeit werden nicht unterschieden (Gedanke = Realität). Innere Zustände wie Gedanken, Wünsche, Ängste werden als real erfahren: »Die Wirklichkeit ist so, wie ich sie sehe«;
- dem *Als-Ob-Modus* (1,5 bis 4 Jahre): Die Gedanken, Motive und Ängste sind (wie im Spiel) von der Realität getrennt. Psychische Äquivalenz und Als-Ob-Modus bestehen nebeneinander;

- dem *reflexiven Modus* (ca. ab 4. bis 5. Lebensjahr): Der reflexive Modus integriert die vorher nebeneinander existierenden Modi. Er ermöglicht ein Nachdenken über das eigene Selbst und über das vermutete Innenleben anderer Menschen. Unterschiedliche Perspektiven werden anerkannt, falsche Überzeugungen bei sich und Anderen miteinbezogen.

Für uns als Therapeuten und Therapeutinnen ist diese Abfolge insofern wichtig, als unsere Patientinnen und Patienten psychisch oft in einer bestimmten, niedrigfunktionellen Erlebnisweise gefangen sind und unsere Aufgabe darin besteht, ihnen höherfunktionelle Empfindungswelten zu ermöglichen. Die Diagnostik, in welchem psychischen Funktionsmodus sie ihr Erleben verarbeiten, hilft uns, gezielt entwicklungsfördernd zu intervenieren. Denken Sie an die Dynamik mancher Zwangsstörung: Wenn ein Mensch im Äquivalenzmodus gefangen ist, so ist es erlebnisbezogen nicht möglich, zwischen Impuls und Handlung zu unterscheiden. Er operiert psychisch im Äquivalenzmodus. Bei Konflikten, bei denen in ihm eine heftige, vielleicht sogar mörderische Wut entsteht, wird die heftige Wut unbewusst mit der Ausführung einer mörderischen Handlung gleichgesetzt. Dies erzeugt starke Schuldgefühle und ein Absinken des Selbstwertgefühls. Dieser Patient wird natürlich intellektuell den Unterschied zwischen Impuls und Handlung kennen, mit Blick auf das Erleben aber nicht. Unbewusst erlebt er die Schuld: »Ich bin ein Mörder.« Impuls und Handlung werden nicht unterschieden, sondern Impuls und Tat sind hier gleichgesetzt. Dies könnte zum Beispiel Reinigungszwänge im Sinne eines Ungeschehenmachens der Schuld in Gang setzen. Mit solchen Reinigungszwängen kommt dieser Patient dann zur Behandlung.

Gelingt es, ihm eine Entwicklung in Richtung Als-Ob-Modus zu ermöglichen, also einen höherfunktionellen psychischen Funktionsmodus zu entwickeln, wird sich die Zwangssymptomatik, sofern sie nicht auch sekundär fixiert ist, auflösen. Dieser Patient wird denken und fühlen können: »Mörderische Wut entwickeln zu können, ist menschlich. Das bedeutet aber nicht, dass ich tatsächlich ein Mörder bin. Ich habe einfach nur eine Stinkwut.« Es wäre also dann wichtig, mit diesem Patienten nicht nur am Symptom der Zwangshandlung zu arbeiten, sondern auch Impulse zur Entwicklung der psychischen Funktionsweise (vom Äquivalenzmodus zum Als-Ob-Modus) zu setzen.

Die obige Abfolge der psychischen Funktionsweisen bedeutet nicht, dass die Entwicklung irreversibel ist. Unter psychischem Druck können wir alle in einen niedrigfunktionellen Zustand geraten. Unser aller Alltag zeigt dies: Wenn wir in Eile beim Ausparken einen Poller rammen und uns eine Delle ins Auto fahren, werden viele von uns unwillkürlich ausrufen: »Was für ein sch... Poller!« Wir wissen, dass wir selbst es sind, die nicht aufgepasst haben. Aber unwillkürlich kommen wir in eine Verwechslung, die uns entlastet: Nicht der Ärger über uns, dass wir unaufmerksam waren, beschäftigt uns, sondern es ist der Poller, der uns Böses gewollt hat. Ebenso wird manch eine Musikerin an Tagen, an denen ihr Spiel nicht gut gelingt, aufseufzen: »Mein Instrument zickt aber heute herum!« Es kann auch sein, dass wir nur in bestimmten Beziehungen in niedrigfunktionellere Zustände kommen, uns aber in anderen Zusammenhängen anders und kompetenter erleben. Eine irreversible Entwicklungsreihe von psychischer Reifung gibt es nicht.

Wie wichtig die Fähigkeit zur Einfühlung, also die empathische Resonanzfähigkeit, für die Entwicklung der menschlichen Kultur ist, betont Tomasello (2020): Er weist darauf hin, dass Menschen eine geteilte, übergreifende Identität entwickeln können, ein Wir-Gefühl, das aus einer gemeinsamen Aufgabe entstehen kann. Dazu sind geteilte Werte und Ansichten, Ziele und gemeinsames Wissen nötig. Eine Etablierung eines solchen Wir kann nur dann stattfinden, wenn Menschen sich empathisch aufeinander einstellen. Ohne eine entwickelte Mentalisierungsfähigkeit gelingt das nicht.

Resonanz und Mentalisierung

Den Zusammenhang zwischen Resonanz und Mentalisierungsfähigkeit und die beziehungsabhängige Reifung will ich an einem Beispiel aus einer Paarberatung illustrieren. Der Kürze und Übersichtlichkeit wegen beschreibe ich die Seite des Mannes ausführlich und lasse die wechselseitige Verquickung der Ehepartner beiseite. Das Beispiel soll nur dazu dienen, das Zusammenspiel von Resonanz und Mentalisierungsfähigkeit zu verstehen.

Ein Ehepaar, das sich häufig stritt, kam zum Paargespräch. Mir zeigte sich dabei folgendes Bild: Der im Beruf sehr durchsetzungskräftige Mann schien sich in der Ehe seiner Frau zu unterwerfen. Er überließ seiner Partnerin in fast allem die Führung und passte sich ihr meist an. Seine Bedürfnisse artikulierte er kaum. Im Beruf gab er als Inhaber einer Firma die Leitlinien vor. Hier unterwürfig, dort durchsetzungskräftig. Kann die Beschreibung der Mentalisierungsfähigkeit zum Verständnis helfen?

Zunächst der Befund: Dem Mann standen in unterschiedlichen Zusammenhängen unterschiedliche psychische Fähigkeiten zur Verfügung. Im Beruf war er erfolgreich bei der Führung seiner Firma. In der Ehe ordnete er sich mit unterschwelligem Groll unter. Seine Frau erlebte er als übermäßig dominant. Die daraus entstehende gereizte, konflikthafte und von wechselseitiger Enttäuschung geprägte Atmosphäre verleidete beiden Ehepartnern das Zusammenleben.

Die Gespräche im Laufe der Therapie ergaben, dass die Mutter des Patienten ihm aufgrund eigener Belastung in seiner Kindheit wenig Zuwendung geben konnte. Sie fuhr häufig aus der Haut, wenn der Sohn Bedürfnisse zeigte oder Ansprüche anmeldete. So lernte er, sich der Mutter anzupassen und eigene Bedürfnisse hintanzustellen. Er übte ein, sich zur Beziehungssicherung den Stimmungen und Bedürfnissen der Mutter zu unterwerfen. Enttäuschung und Ärger darüber mussten verdrängt werden. Der Vater, aus beruflichen Gründen oft wochenlang von zu Hause abwesend, konnte die Mutter nicht entlasten. Er bot dem Sohn keine Beziehung an, die dessen Bedürfnisse mehr berücksichtigt hätte. Ein ähnliches Muster erkannten wir in seiner Ehe: Auch dort passte er sich an, artikulierte sich kaum in seinen Anliegen. Enttäuschung und Ärger prägten zwar die Atmosphäre zwischen den Ehepartnern auf beiden Seiten, konnten aber nicht geklärt werden.

Was hat das mit Mentalisierung zu tun?, werden Sie fragen. Eine Psychodynamik, die das Resonanz- und Mentalisierungskonzept berücksichtigt, könnte so aussehen: Dieser Mann war in eine innere Resonanz mit der Mutterbeziehung gekommen, als er heiratete. Vielleicht traten unterschwellige und in der Mutterbeziehung unerfüllte Versorgungswünsche zutage, vielleicht war es auch ein Schuldgefühl über Enttäuschung und Ärger, das die weitere Unterwerfung erzwang: In jedem Fall wurde unbewusst ein Beziehungsmuster reaktiviert, das in der Ehe zu Problemen führte. Im Beruf war er aber durchsetzungskräftig. Dort ging es schließlich weniger um seine eigenen Bedürfnisse als um betriebliche und wirtschaftliche Notwendigkeiten, die er zu berücksichtigen und durchzusetzen hatte. Möglicherweise realisierte er in seiner Firma ein traumakompensatorisches Muster: lieber selbst bestimmen, als sich abhängig und ausgeliefert anpassen.

Privates und Berufliches beeinflussten einander: Wachsende berufliche Anstrengung mobilisierten Versorgungsbedürfnisse in Richtung seiner Frau und kamen damit in eine innere Resonanz mit den unerfüllten Versorgungsbedürfnissen aus der Kindheit. Dies setzte unmerklich und immer stärker eine Aktivierung des Beziehungsmusters von Früher in Gang. So bekam seine Gestaltung der Ehe eine große Ähnlichkeit mit der Beziehung zu seiner Mutter.

Bei beiden Ehepartnern kam es zu Enttäuschung und Ärger: Seine ebenfalls berufstätige Frau hatte sich anfangs zu dem erfolgreichen und durchsetzungskräftigen Mann hingezogen gefühlt. Immer mehr aber hatte sie es mit einem sich eher passiv und kindlich verhaltenden Partner zu tun. Enttäuschung und Ärger waren vorprogrammiert.

Es liegt die Annahme nahe, dass der Patient die unbewusste Enttäuschung und Aggression aus der Mutterbeziehung im Äquivalenzmodus verarbeitete: Unbewusst waren Impuls und Tat gleichgesetzt. Seine Enttäuschung in der Ehe mobilisierte die unbewusst gebliebene, schuldhaft erlebte Enttäuschungswut gegenüber der Mutter. Aufgrund der Verarbeitung dieser Speicherungen im Äquivalenzmodus wurde der aggressive Impuls unbewusst als Zerstörungsimpuls mit dessen Ausführung gleichgesetzt, was die eben beschriebene Schuldthematik und die Hemmung der Durchsetzungswünsche verstärkte. Zu seiner seelischen Entlastung wurden zudem die eigenen aggressiven Regungen auch noch projektiv der Ehefrau zugewiesen. So wurde sie für den Patienten – unbewusst projektiv aufgeladen – als Trägerin seiner unterdrückten Aggression wahrgenommen. Zudem reagierte seine Frau aufgrund seiner passiven Aggression verständlicherweise mit Ärger. In der Folge erlebte er sie als weitaus dominanter und sich selbst als ohnmächtiger, als es der Realität entsprach. Diese Verschränkung mobilisierte zusätzlich die Ohnmachtsgefühle und die entsprechende Enttäuschungsaggression. Ein Circulus vitiosus hatte sich etabliert.

Operiert man psychisch im Äquivalenzmodus, so ist Einfühlung in den Anderen bzw. die Andere nicht gut möglich. Es konnte so zu keiner ausreichenden Einfühlung in die Partnerin kommen. Dies verstärkte die Konflikte zwischen den Ehepartnern noch zusätzlich. Im beruflichen Milieu war das Empathieniveau des Patienten deutlich höher ausgebildet. Es fiel ihm hier auch leichter, seine Interessen und Anliegen zu verfolgen, als in seiner Ehe. Dies lag daran, dass im Beruf und in seiner Beziehung jeweils ein anderer psychischer Funktionsmodus bei ihm vorherrschte. In seiner Beziehung operierte er psychisch weitgehend im Äquivalenzmodus, im betrieblichen Umfeld vorwiegend im reflexiven Modus.

Dieses Beispiel zeigt, dass Resonanz- und Empathiefähigkeit in unterschiedlichen Zusammenhängen durchaus verschieden ausgebildet sein können, je nachdem, welcher Modus der Mentalisierung gerade im Vordergrund steht.

Eine Psychodynamik, die das Resonanzkonzept bei der Entwicklung der Mentalisierungsfähigkeit einbezieht, eröffnet unterschiedliche Gesichtspunkte:

- Entwicklungspsychologischer Aspekt der Entstehung der Symptomatik (Pathogenese)
- Intrapsychische Resonanz mit unbewusstem Beziehungsmodus: Mobilisierung eines psychischen Funktionsmodus aus früherer Beziehung (Mutter)
- Eingeschränkte Empathie aufgrund des Äquivalenzmodus in der Partnerschaft

Das sinnliche Selbst

Zusammenfassung: Sebastian Leikert beschäftigt sich mit verschiedenen Ebenen der Erfahrungsspeicherung. Er beschreibt drei sogenannte »Register«, in denen Erlebnisse abgelegt werden. Für das Resonanzkonzept sind seine Überlegungen deswegen hilfreich, weil Resonanz immer auch das Abrufen von Erinnerungen beinhaltet. Wie diese Erinnerungen gespeichert werden und welche angestoßenen Resonanzebenen dabei eine Rolle spielen, kann mit Leikerts Konzept der Register beschrieben werden. Es lohnt sich also, sich in die recht komplexen Zusammenhänge der Erfahrungsspeicherung einzulesen.

Bei den drei Registern der Erfahrungsspeicherung handelt es sich um

- Körperlichkeit
- Vorstellungen und
- Sprache.

Der Autor postuliert die Einheit der Speicherung von körperlichem Erleben, erinnerten Szenen und Vorstellungen sowie der Sprache. Wird dieses Zusammenwirken unterbrochen, so kommt es zu Störungen, die den Zugang zum erlebten Affekt behindern. Die körperlich abgespeicherten »Affektruinen« beherbergen die affektiven Erfahrungen auf Körperebene. Diese äußern sich zum Beispiel in diffusen Körpergefühlen oder somatischen Beschwerden. Leikert beschreibt eine Behandlungstechnik, die solche Missempfindungen, die Reste von dysfunktionalen Erfahrungen sind, aufnimmt und zur Neuorganisation bringt. Dabei bezieht er explizit die Arbeit mit der verkörperten Gegenübertragung der Behandelnden ein.

Sebastian Leikert (2019) beschäftigt sich mit der Art und Weise, wie Erfahrungen abgespeichert werden. Eine seiner wesentlichen Annahmen ist, dass wir in jeder Begegnung zunächst vor aller sprachlichen Begegnung mit einer körperlichen Resonanz reagieren: »Vor aller Reflexion beherbergt der Leib durch seine Resonanz den anderen« (ebd., S. 17).

Die drei verschiedenen Gedächtnissysteme – Sprache, Vorstellungen und Körperlichkeit – nennt er »Register«.

- Die sprachlich-deklarative Ebene speichert abstrahierend Erleben so, dass Worte für das Erleben gefunden werden. Dies ermöglicht, dass wir über unsere Erfahrungen sprechen können. Sprache bildet ein Netzwerk von Bedeutungen, Zeichen und Abstraktion.
- In der episodisch-imaginativen Speicherung werden Abfolgen von Handlungen und Erlebnissen mit bildhaften Erinnerungen aufbewahrt. Wir erinnern uns an Begegnungen mit anderen Menschen. Erlebnisse kommen uns plastisch vor Augen. Vorwegnehmend stellen wir uns vor, was sich in Zukunft ereignen könnte. Wir haben Fantasien, was geschehen könnte.
- Die Körperebene beinhaltet die affektiv-körperliche Seite unseres Erlebens. In der kinetisch-prozeduralen Speicherung werden Körperzustände aufbewahrt. Es handelt sich um Spannungs- und Innervationsmuster sowie um generalisierte Haltungen und Stimmungen, die den Hintergrund des Erlebens bilden. Ein Beispiel für eine generalisierte Haltung ist die ängstliche Grundstimmung eines Menschen, der an einer Angststörung leidet.

Ein Beispiel zum Zusammenwirken der drei Ebenen: Segler erzählten mir von den Vorbereitungen zu einer Fahrt. Vor der Reise verspürten sie Unbehagen (Körperebene), als sie daran dachten, auf das offene Meer zu fahren. Sie stellten sich vor, was in einem Notfall passieren könnte (Vorstellungen). Sie sprachen darüber, was man in einem solchen Fall tun könnte (Sprache). Als Konsequenz besorgten sie sich eine Rettungsinsel, die sie dann an Bord anbrachten.

Kinästhetische Wahrnehmung

Leikert beschäftigt sich mit den Vorgängen, die sich bei der Speicherung von Erfahrungen abspielen. Er meint, dass wir gleichzeitig unsere Sinneswahrnehmungen der Außenwelt und unsere Körpererfahrungen als Einheit abspeichern, wenn wir etwas erleben. Mit der »kinästhetischen Wahrnehmung« prägt Leikert einen neuen Begriff. Dieser setzt sich aus zwei Worten zusammen: »Kinetik« und »Ästhetik«. »Kinetik« bezeichnet die Körperwahrnehmung, der Bereich des Ästhetischen beinhaltet die Außenwahrnehmung unserer Umwelt. Leikert greift hier auf den Unterschied zwischen »Innen« und »Außen« zurück. »Innen« meint das, was wir im Binnenraum des Körpers wahrnehmen. »Außen« meint alles, was wir sinnlich außerhalb unseres Körpers wahrnehmen: mit den Augen, der Nase, dem Ohr, dem Tastsinn. Er postuliert, dass wir gemeinsam das, was wir erleben und was wir wahrnehmen, als Einheit speichern.

Ein Beispiel mag helfen, sich diesen komplexen Gegenständen anzunähern: Stellen Sie sich vor, Sie sitzen an einem kalten Wintertag im Sessel und schauen aus dem Fenster auf eine verschneite Landschaft. Im Ofen prasselt ein Feuer, das eine behagliche Wärme verbreitet. Sie trinken Kaffee. Ein angenehmes Gefühl der Entspannung hat sie körperlich erfasst. Alles, was Sie jetzt wahrnehmen, also den Blick aus dem Fenster, das Geräusch des Feuers, der Geruch des Holzes, das verbrennt, der Duft und Geschmack des Kaffees und das entspannte Körpergefühl wird nach Leikert als Ganzes gleichzeitig als Erinnerung an diesen Moment abgespeichert.

Allerdings kann die Einheit von Außen- und Binnenwahrnehmung gehemmt oder unterbrochen sein. Erfahrungen können von vornherein nicht verbunden werden, wenn die Weiterverarbeitung der Wahrnehmung eine Hemmung erfährt, die eine Einspeicherung zusammen mit der Körperresonanz verhindert. Es bleiben Erfahrungsspeicherungen, die sich allein in leiblichen Missempfindungen niederschlagen. Es kann auch sein, dass diese Einheit im Nachhinein durch Dissoziation unterbrochen wurde. Leikert spricht in beiden Fällen von »verkapselten kinetischen Engrammen«, die zurückbleiben. Eine Verbindung zu den anderen zwei Registern der Erfahrungsspeicherung, dem Register der Vorstellung und dem der Sprache, besteht dann nicht.

Die Psychoanalyse spricht in solchen Fällen von »nicht-repräsentierten Zuständen«. Dieser Begriff ist allerdings missverständlich. Diese Erfahrungen sind schon niedergelegt, also repräsentiert, aber in einem eigenen Gedächtnissystem, nämlich dem Körpergedächtnis. Sie zeigen sich vor allem in Form von körperlichen Sensationen und Missempfindungen.

Körperselbst

Mit dem »Körperselbst« bezeichnet Leikert die von uns selbst wahrgenommenen Körperempfindungen. Patientinnen und Patienten, die an Traumafolgestörungen leiden, erinnern sich oft nicht an belastende Erlebnisse, spüren aber Missempfindungen oder Schmerzen. Dies sind die sogenannten »Affektruinen«. In diesen Leibempfindungen sind Erinnerungen an traumatische Erlebnisse enthalten. Ein Wissen um das, was sich bei diesen Erlebnissen abgespielt hat und erfahren wurde, existiert nicht. Es versteht sich von selbst, dass auch keine Worte zur Verfügung stehen, die solche Erfahrungen ausdrücken könnten. Durch Hemmung oder Dissoziation wurde die Erfahrung von den Registern der Vorstellung und Sprache getrennt. Das verkapselte kinetische Engramm wird von der Weiterverarbeitung ins Psychische hinein ausgeschlossen, bleibt aber als Körpersensation bestehen und wirksam. Es wirkt als fixiertes Ausdrucks- und Erregungsmuster und kann sich zu Dauerinnervationen von Affektzuständen entwickeln.

Eine Kollegin, die als Kind noch den Krieg miterlebt hatte, erzählte mir folgende Begebenheit: Sie fuhr mit dem Auto mehrmals die Woche auf dem Weg zur Lehranalyse in der Kölner Gegend an einer Raffinerie vorbei. Jedes Mal, wenn sie dort vorbeikam, erfassten sie beklemmende Gefühle und Atemnot. Lange verstand sie nicht, was da denn mit ihr passierte. Mit der Zeit begriff sie, dass die offenen Flammen, mit denen auf der Raffinerie Gas abgefackelt wurde, in ihr Erinnerungen an die Bombennächte im Krieg und die damals erlebte Angst angestoßen hatten.

Hier lässt sich gut erkennen, was eine Unterbrechung der verschiedenen Register bedeutet. Die Erinnerungen an die Bombennächte waren zunächst nur auf Körperebene in Form der Missempfindungen vorhanden. Die Vorstellungsebene, also erinnerte Szenen an damals und Worte für das, was sie als Kind erlebt hatte, waren nicht vorhanden. Solche gleichsam eingefrorenen Ausdrucksengramme kennen wir zum Beispiel von Menschen, die zwanghaft freundlich sind und wenig andere Ausdrucksformen im Gesicht aufweisen. Bei manchem traumatisierten Patienten erleben wir eine dauerhafte Schreckhaftigkeit. Dies ist ein »auf Dauer gestellter« Affekt, der nicht abklingt.

Eine auf die körperlichen Phänomene konzentrierte Behandlungstechnik schafft die Grundlage für die Verbindung zu den beiden anderen Gedächtnissystemen. Ein rein kognitiver Zugang bewirkt zunächst nichts. Erst wenn die Körpersensationen erlebt, verstanden und Affekten zugeordnet werden, kann eine kognitive Einordnung erfolgreich sein. »Gerade wenn man die erstarrte Leiblichkeit und ihre Bedeutung für den psychischen Haushalt anerkennt, wird man es als Aufgabe der Psychoanalyse ansehen, Setting und Behandlungstechnik so auszurichten, dass alle Gedächtnisregister in den Transformationsprozess mit einbezogen [...] sind« (ebd., S. 72).

Einheit von Binnen- und Außenwahrnehmung

Wenn Leikert vom »sinnlichen Selbst« spricht, meint er eine Funktionseinheit von leiblicher Binnen- und Außenwahrnehmung. Das sinnliche Selbst sieht er als ein tief in der instinktiven Geschichte verankertes Signalsystem des Menschen an. Es hat die Aufgabe, Informationen über die eigene Befindlichkeit und die Qualität von Erfahrungen zur Verfügung zu stellen. Stehen Sie zum Beispiel in einer überfüllten Einkaufspassage, so betrifft die Außenwahrnehmung hierbei alles, was Sie sehen, hören, riechen: die anderen Menschen, die Auslagen mit Waren, die Musik und die Gerüche der Umgebung. Die leibliche Resonanz betrifft dann alles, was Sie dabei an Körperreaktionen und Emotionen erleben.

Fühlen Sie sich bedrängt, unangenehm durch die Enge berührt, verkrampfen sich vielleicht sogar und verspüren im Ansatz sogar einen Fluchtreflex – dann stellt all dies Ihre Körperresonanz dar. In der Regel geschehen die Außen- und Binnenwahrnehmung gleichzeitig. Sie werden zusammen gespeichert. Exterio- und Propriozeption bilden also eine Einheit. Das sinnliche Selbst sieht Leikert von zwei verschiedenen Kodierungsformaten geprägt:

- Die Gestaltlogik des episodischen Gedächtnisses bezieht sich auf die Außenwahrnehmung. Es werden Abläufe von Geschehnissen und unseren damit verbundenen Erfahrungen gespeichert. Das episodische Gedächtnis setzt sich aus der Verarbeitung der Außenwahrnehmung zusammen, und zwar in einer Form, die akustische oder visuelle

Wahrnehmungen in Form von Gestalten, d. h. Abläufen, organisiert. Hier werden auch Abstraktionsprozesse zu beobachten sein, in Form von generalisierten Abläufen.

- Die Speicherung von physischen Innervationsmustern bezieht sich auf die Binnenwahrnehmung des Körpers. Sie sind im prozeduralen Gedächtnis als körperliche Innervationsmuster abgelegt. Dies betrifft motorische Fähigkeiten und Abläufe sowie innere Prozesse der Spannungsregulierung. Hier gestaltet sich eine Organismusresonanz. Es handelt sich dabei um eine affektiv bewertende Antwort des Organismus auf einen wahrgenommenen Reiz. Der gesamte Körper ist hierbei beteiligt.

Sinnliche Wahrnehmungsvorgänge von außer- und innerhalb des Körpers liefern und speichern Informationen aus verschiedenen Sinneskanälen. Im Zusammenwirken beider Codierungen geht es um die Abspeicherung von charakteristischen Interaktionsverläufen mit den dazugehörigen Mustern der Affektregulation. Daniel Sterns »RIGs« *(representations of interactions that have been generalized)*, also generalisierte Beziehungserfahrungen, die uns ein Wissen um die Art und Weise, wie wir mit anderen Menschen Begegnungen haben, beschreiben ein ähnliches Konzept.

Für die Überlegungen zur Resonanz ist es hilfreich, sich Gedanken darüber zu machen, wie wir Erfahrungen abspeichern. Allerdings sind diese Zusammenhänge sehr vielschichtig und sprachlich schwer auszudrücken. Das liegt daran, dass wir versuchen, mit Worten etwas zu fassen, das sich im Körperlich-Nichtsprachlichen abspielt. Ein Beispiel soll die abstrakten Konzepte weiter lebendig machen.

Einer meiner Patienten empfand in den Stunden immer wieder ein bedrängendes Druckgefühl im Bauch. Er verspürte diese unangenehmen Gefühle in der Körpermitte, ohne zu verstehen, worum es dabei ging: Der Patient war in eine Partnerbeziehung verwickelt, die von eskalierenden und destruktiven Streitereien geprägt war. In der Beziehung war er wenig in der Lage, dauerhaft Grenzen zu setzen, wenn er etwas nicht wollte. Wir verstanden mit der Zeit, dass das an unbewusst wirkenden Verlustängsten lag, die immer wieder zum Aufweichen seiner Grenzsetzungen führten. Diese Verlustängste wirkten, er nahm sie aber zunächst nur in Form von diffusen Körpergefühlen wahr. An Situationen, in denen er als Kind solche Ängste erlebt hatte, hatte er keine szenische Erinnerung. Ebenso wenig konnte er eine Sprache für die Gefühle entwickeln, die ihn immer wieder packten.

Die drei Speicherregister, die somatische Ebene, bildhafte Erinnerungen und Sprache waren nicht miteinander verbunden. Die Aufgabe der Behandlung bestand darin, diese Verbindung wiederherzustellen. Erst als dem Patienten deutlich wurde, dass die Körpergefühle sich dann äußerten, wenn er Ängste bekam, konnte der Zusammenhang mit seinen Verlustängsten aus der Zeit der Scheidung seiner Eltern verstanden werden. Mit der Zeit konnte er Vergangenheit und Gegenwart Stück für Stück trennen. In Auseinandersetzungen mit seiner Partnerin war er nicht mehr das hilflose Kind wie damals. Er begann, seine Grenzen zu behaupten und mit seiner Frau zu verhandeln, wie beider Interessen gewahrt werden konnten, ohne dass solche Auseinandersetzungen in endlosen und destruktiven Streitereien endeten. In der Therapie ging es also langfristig darum, die Körpergefühle als Verlustängste zu identifizieren und zu verstehen, wie diese ihn in seiner aktuellen Partnerbeziehung beeinflussten. Die vorher getrennten drei Register wurden zusammengefügt:

- die somatische Ebene (Körpergefühle im Bauch und deren affektive Bedeutung als Angst),
- die Erinnerungen an Früher (Szenen, bei denen er Ängste wegen der Scheidung der Eltern erlebt hatte) sowie die
- Sprache (er konnte sprachlich intellektuell fassen, worum es dabei ging, wenn er solche Gefühle spürte).

Projektive Identifizierung als Körper-zu-Körper-Kommunikation

Bei der projektiven Identifizierung finden sich Wege, im Interaktionspartner oder in der Interaktionspartnerin Gefühle zu erzeugen, die im eigenen Selbst abgewehrt werden. Es handelt sich hierbei um einen kommunikativen Prozess. Dem Patienten bzw. der Patientin unerträgliche Zustände werden den Behandelnden übermittelt. Es kommt zur Einnistung dieser dysfunktionalen, pathologischen Elemente in den Körper der Behandelnden. Es entsteht eine verkörperte Gegenübertragung. Die Behandelnden haben die Aufgabe, diese körperlichen Muster in ihrem eigenen Binnenraum zu verarbeiten und zu »entgiften« (Bion, 1957). Übertragung und Gegenübertragung stellen keine rein intellektuellen Prozesse dar. Sie sind primär körperliche Vorgänge, wobei beide Beteiligten aufs Engste miteinander verwoben sind. Bei der therapeutischen Beziehung handelt es sich um eine permanente und wechselseitige Beeinflussung, die auf einer Körper-zu-Körper-Kommunikation beruht.

Die therapeutische Arbeit besteht in der Wahrnehmung und dem Auflösen der verkörperten Gegenübertragung. Dabei ist es notwendig, dass sich Therapeuten und Therapeutinnen auf die eigene Körpersphäre und deren Wahrnehmung fokussieren. Schon die Körperwahrnehmung an sich stellt einen Schritt bei der »Entgiftung« dar: Etwas verändert sich im therapeutischen Geschehen, wenn wir uns auf die Wahrnehmung unserer Körpergefühle konzentrieren. Stück für Stück geraten wir so selbst wieder in den Bereich psychischen Funktionierens, in dem wir über das, was geschieht, nachdenken können. Allein das ist schon kurativ.

Wie könnte es auch anders sein, denn: Wenn wir ernst nehmen, dass sich durch Spiegelprozesse der Zustand der Affektregulation der Beteiligten verändert, so muss sich doch auch diese Veränderung unserer eigenen Befindlichkeit durch ebensolche Spiegelprozesse zum Patienten oder zur Patientin rückkoppeln und damit einen Anreiz zu einer veränderten Affektregulation bieten.

Resonanz und *edge of chaos*

Zusammenfassung: Galatzer-Levy wendet mathematische Konzepte auf therapeutische Prozesse an. Der Autor stellt keine neue Theorie auf, erweitert aber unsere gewohnte, lineare Denkweise von Ursache und Wirkung in Richtung einer systemischen Sichtweise. Zentral sind Überlegungen dazu, dass sich psychische Strukturen nach der Lockerung von Verfestigungen von selbst neu organisieren. Dies geschieht, wenn sich Patientinnen bzw. Patienten und Behandelnde gemeinsam in einem Bereich des Gespräches bewegen, den er den »Rand zum Chaos« *(edge of chaos)* nennt. »Chaos« bedeutet hier, dass sich spontane Entwicklungen und neue Affektregulation ergeben. Diese lassen sich aber nicht bewusst erzeugen oder vorhersagen. Wichtig ist, dass die Beziehung genügend Sicherheit bereithält, damit die Neuorganisation im Sinne einer besseren Anpassung als vorher erfolgen kann.

Galatzer-Levys Modell beschreibt zentrale, unbewusste Steuerungsmechanismen, die auf unser Erleben und Verhalten einwirken. Kommen wir solchen Wirkmechanismen seelisch nahe, entwickeln sie eine Anziehungskraft, die uns im Sinne dieser unbewussten Überzeugungen beeinflussen. Man kann sich diese Wirkung wie den Einfluss von Magneten auf Metalle vorstellen. Für das Resonanzkonzept bietet diese Modellbildung Vorteile, weil sie die Beschreibung emergenter, selbstorganisierender Entwicklungen erlaubt. Die Zusammenhänge sind für uns Nicht-Mathematiker und Nicht-Mathematikerinnen auf den ersten Blick vielleicht etwas kompliziert. Der Blick über den Gartenzaun lohnt sich aber.

Die Theorie der dynamischen Systeme

Galatzer-Levy nutzt Konzepte der mathematischen Theorie nicht-linearer Systeme. Er bezieht das Prinzip der Selbstorganisation von biologischen Systemen mit in die Modellbildung ein. Biologische Systeme haben einen immanenten Drang, sich zu optimaler Anpassung an die jeweiligen Bedingungen zu entwickeln. Fixierte neurotische Störungen zeichnen sich dadurch aus, dass sie keine optimale Anpassung an innere Befindlichkeiten des Menschen oder dessen Anliegen ermöglichen. Man ist eingeschränkt in seinen Möglichkeiten, kann seine Anliegen nur schwer oder gar nicht verfolgen. Emotionen sind nur schwer zu bewältigen. Das Leben kann nicht so gestaltet werden, dass es zu Zufriedenheit führt.

> »Zwischen einem Leben nach streng geregelten Abläufen und dem psychischen Chaos gibt es noch einen ›Grenzbereich zum Chaos‹, in dem kreative und neue Formen des Seins auftauchen können. Das Wesentliche der psychoanalytischen Arbeit spielt sich im Grenzbereich zum Chaos ab; Analytiker und Analysand in diese Region hineinzuführen ist der Sinn der analytischen Arbeit« (Galatzer-Levy, 2016, S. 1013).

So besteht die Chance, dass sich die selbstorganisierenden Kräfte der Psyche manifestieren und sich spontan eine neue, bessere Anpassung an die Anliegen des Patienten bzw. der Patientin entfaltet.

Selbstorganisation und spontane Ordnungsbildung

Biologische Systeme haben die Eigenschaft, sich in einer guten Funktionalität organisieren zu »wollen«, und unter optimalen Umständen tun sie das automatisch. Sie entwickeln sich spontan, wenn die Umstände es erlauben. Hierfür ein Beispiel: Einen Teil dieses Manuskripts schrieb ich in einem sehr heißen Sommer. Ich hatte mir das Ziel gesetzt, in einer bestimmten Zeit Teile fertigzustellen. Es war aber so heiß, dass zur Mittagszeit das Denken und Schreiben nur schwer gelang. So fing ich an, morgens sehr früh zu arbeiten. Die Kühle des Morgens und die des späten Abends erlaubten es, weiterzuschreiben. Auch wenn diese Aufteilung zunächst eine bewusst gesteuerte Anpassung an die Umgebungstemperaturen darstellte, gelang dadurch eine emergente Entwicklung: Das Schreiben fiel leichter, die Ideen kamen. Dies war in der Hitze des Mittags nicht gut möglich gewesen. Die Umstände mussten verändert werden, damit selbstorganisierende Kräfte wirksam werden konnten.

Grenzbereich zum Chaos

Die Chaostheorie interessiert sich dafür, wann und wie Prozesse von einem geordneten (linear vorhersehbaren) in einen scheinbar ungeordneten (nicht linear vorhersehbaren) Zustand übergehen. Wir müssen bedenken, dass »Chaos« hier nur heißt: Eine Entwicklung ist nicht mehr linear vorhersagbar. »Nicht mehr linear« bedeutet: Der Zusammenhang zwischen Ursache und Wirkung geschieht nicht mehr nach dem Muster »kleine Ursache, kleine Wirkung« oder »große Ursache, große Wirkung«. In diesen Funktionsbereichen von Systemen können zum Beispiel kleine Einwirkungen große, plötzlich starke Wirkungen hervorrufen. Wenn wir sagen: »Das ist der Tropfen, der das Fass zum Überlaufen bringt«, sprechen wir von einer nicht-linearen Wirkung: »kleiner Einfluss, große Auswirkung«.

In unseren Behandlungen meint dies einen Bereich, in dem alte, dysfunktionale Beziehungserwartungen (Übertragungen) soweit abgeschwächt sind, dass Neues entstehen kann. Denken wir an das Wetter. Sehen wir Wolken am Himmel, die sich verdichten, dunkler werden und aus denen dann Regentropfen fallen, die langsam zu einem heftigen Schauer werden, so beobachten wir eine kontinuierliche Wetterentwicklung. Ganz anders in den Tropen: Dort kann es innerhalb weniger Minuten zu plötzlichen Wolkenbrüchen kommen; wir beobachten eine disruptive Wetterveränderung.

Ein weiteres Beispiel soll diesen Zustand von Systemen, aus dem heraus sich schwer voraussehbare Entwicklungen ergeben können, weiter verdeutlichen: Sie sind mit dem Motorrad an einem schönen Sommertag unterwegs. In einer Kurve kommen Sie unerwartet ins Rutschen. Die bisherige

Funktionalität ist aufgehoben: Sie haben keinen festen Halt mehr, die Maschine ist kurzzeitig außer Kontrolle geraten. Hier befinden Sie sich mit dem Motorrad in einem Bereich, den Galatzer-Levy mit *edge of chaos* beschreibt.

Nun kann es entweder zu einem Unfall kommen, indem die Maschine Ihnen ganz wegrutscht. Das wäre eine geringere Funktionalität in Bezug auf den Plan, unbeschadet durch die Kurve zu fahren. Oder Sie finden eine Möglichkeit, das Motorrad wieder zu stabilisieren und die Kurve zu durchfahren. Das wäre eine Erhöhung der Funktionalität: Sie beeinflussen einen plötzlich aufgetretenen, instabilen Zustand (Rutschen) so, dass sich die Maschine wieder fängt. Physikalisch ausgedrückt:

- Vorherige Funktionalität: *Rollreibung* (Sie fahren genüsslich vor sich hin.)
- Krise mit Verlust der Funktionalität: *Gleitreibung* (Sie kommen ins Rutschen.)
- *Edge of chaos* (In diesem Bereich kann man schwer vorhersagen, was passiert.)

Es gibt zwei Möglichkeiten im weiteren Verlauf:

- Es kommt zu einer noch niedrigeren Funktionalität (Das Motorrad entgleitet Ihnen.)
- Sie erreichen wieder eine höhere Funktionalität: Überführen der Maschine von Gleitreibung wieder in Rollreibung (Sie schaffen die Kurve auf zwei Rädern und können weiterfahren. Das bedeutet dann: Wiederherstellung der Funktionalität vor der Krise.)

Zurück zur Psychotherapie: Welchen Nutzen können die Überlegungen von Galatzer-Levy für Psychotherapeutinnen und -therapeuten haben? Wir haben oft mit Situationen zu tun, in denen sich Entwicklungen vollziehen, die wir nicht erwartet haben oder bewusst steuernd beeinflussen können. Das können plötzliche, unvorhergesehene Verschlechterungen in der Befindlichkeit der Patientinnen und Patienten sein. Manchmal sind wir aber auch erstaunt darüber, wie unerwartet gut sie sich in vorher für sie problematischen Situationen zurechtfinden. Oft müssen wir systemisch denken, um solche spontanen Prozesse zu verstehen und zu beeinflussen. Wir haben es mit Entwicklungen zu tun, die unvermittelt entstehen und nicht direkt durch die Verfolgung einer bestimmten Zielsetzung erzeugt werden können. Es geht dabei nicht immer um spektakuläre Dinge, sondern häufig auch um im Kleinen beobachtbare Veränderungen. Ein spontanes gemeinsames Lachen vielleicht, eine plötzliche und unerwartete Stagnation in der Behandlung, möglicherweise auch ein nach monatelanger zäher Arbeit unerwartet wieder flüssiges Gespräch – all dies kann man mit dem Begriff der emergenten Entwicklung fassen. Oft gibt es auch plötzliche Veränderungen, Verläufe im Gespräch, bei denen es zu abrupten, manchmal sogar sprunghaften Stimmungsveränderungen oder Wechseln im psychischen Funktionsniveau der Patientinnen und Patienten kommt.

Galatzer-Levys Konzept kann unsere lineare Denkweise von Ursache und Wirkung in Richtung eines systemischen Denkens erweitern. Wir betrachten die Psyche des Patienten oder der Patientin und unsere eigene jeweils als Systeme, die wir zusammenbringen. Es entsteht ein gekoppeltes, jetzt gemeinsam funktionierendes System der Regulation von Affekten. Wir behandeln die Einheit Patient–Therapeut als eine interaktive Matrix zur Affektregulation. »Interaktiv« bedeutet hier, dass das Zusammenspiel und die gegenseitige Beeinflussung zwischen beiden Systemteilen entscheidende Faktoren bei der Regulation der auftretenden Affekte sind. Unsere Aufgabe als Behandelnde besteht nach Naumann-Lenzen (2003) darin, als »interaktiver Affektregulator« zu fungieren. In diesem System finden fortlaufende, weitgehend unbewusste Rückkopplungsschleifen statt. Diese Rückkopplungsschleifen versetzen das System in kurzen Abständen immer wieder in einen neuen Zustand. Dieser wird dann überprüft, neu in das gemeinsame Regulationssystem eingespeist und wieder und wieder prozessiert (zur ausführlichen Beschäftigung mit der interaktiven Affektregulation im Folgenden mehr). Hier überschreiten wir den Erklärungsansatz des linearen Denkens. Ein System, das aus der Interaktion der Einzelelemente beschreibbar wird und nicht allein aus deren Eigenschaften, nennt man ein »dynamisches« System.

Galatzer-Levy schlägt vor, die mathematischen Modelle, die zur Beschreibung von dynamischen Systemen entwickelt worden sind, auf die therapeutische Interaktion anzuwenden. Wir können damit unseren Blickwinkel erweitern und versuchen, den intersubjektiven Ansatz mit dieser Modellbildung zu erfassen. So wird es möglich, neben gezielten, störungsspezifischen Interventionsstrategien (wie zum Beispiel bei Mentalisierungsstörungen das Instrumentarium der mentalisierungsfördernden Einflussnahmen anzuwenden) darauf zu achten, was gemeinsam vom Paar Therapeut–Patient geschaffen wird. Das erlaubt uns, entwicklungsfördernde Faktoren zu identifizieren, die zwar nicht direkt erzeugt werden können, deren emergentes Auftreten aber für das Wachstum unserer Patientinnen und Patienten wichtig sind. Wir achten also darauf, dass Bedingungen im Gespräch gefördert werden, die spontane Entwicklungen begünstigen.

Dabei gibt es im Bereich der Psychotherapie zwei Möglichkeiten:

- Es formen sich kontinuierlich neue Fähigkeiten des Umgangs mit Affekten. Wir beobachten dann weiche Übergänge von alter zu neuer Funktionalität. Dies betrifft all die Entwicklungen, die sich langsam vollziehen und mit einem stetigen Anstieg von Fähigkeiten verbunden sind. So erleben wir es zum Beispiel häufig, dass ein Patient oder eine Patientin im Laufe der gemeinsamen Arbeit immer besser und genauer wahrnehmen und ausdrücken kann, was er oder sie fühlt.
- Es kann aber auch zu sprunghaften, disruptiven Bewegungen kommen. Neue Fähigkeiten zur Affektregulation treten ohne Übergang auf. Zwischen dem einen Zustand und dem anderen beobachten wir keine Entwicklung. Solche Phänomene beobachten wir oft bei Patientinnen und Patienten mit einer Borderline-Struktur. Sie können ganz plötzlich Stimmungsumschwünge haben, ganz im Gegensatz zu manch anderen Patientinnen und Patienten, deren Befindlichkeit sich innerhalb einer Behandlungsstunde nur langsam ändert.

Sicherheit und Emergenz im Grenzbereich zum Chaos

Ob eine neue, auf die Anliegen der Patientinnen und Patienten angepasste Affektregulation entstehen kann, können wir nicht willentlich steuern. Aber wir können die Bedingungen dafür beeinflussen, dass sich solche Entwicklungen vollziehen können. Im Bereich des *edge of chaos* achten wir als Therapeutinnen und Therapeuten darauf, dass die unangepassten Affektregulationen weniger wirksam werden, sich gleichsam von der Erstarrung in einen Zustand der Verflüssigung bewegt haben. Dabei ist es wichtig, genügend »Geländer«, also Formen von Sicherheit, in der Beziehung bereitzustellen, damit sich die Wahrscheinlichkeit einer angepassteren Regulation erhöhen kann. Dies ist meiner Erfahrung nach das zentrale Bestimmungsstück, damit sich im Bereich der Verflüssigung alter Muster neue, bessere Möglichkeiten der Affektregulation entwickeln können.

Wenn Naumann-Lenzen (ebd.) sich auf »interaktive Affektregulatoren« bezieht, meint er genau das: Wir sind gut beraten, darauf zu schauen, welches Maß an aversiven Affekten unser Patient oder unsere Patientin tolerieren kann. Schores Überlegungen (2003) zum *window of tolerance* der Affektregulation greifen hier. Denn: Zu viel Angst verhindert Wachstum.

Dies gilt übrigens auf beiden Seiten: Auch wir als Behandelnde sind angehalten, auf das eigene Sicherheitsempfinden zu achten. Ergeben sich im Laufe eines Therapiegespräches Gegenübertragungsreaktionen oder Resonanzen, die uns zu sehr beunruhigen, so ist zunächst unsere eigene Affektregulation gefordert. Ziel dabei ist es, unsere eigenen Affekte so zu prozessieren, dass sie wieder – wie Schore es nennt – in das *window of tolerance* unseres persönlichen Sicherheitsempfindens kommen. So kann es zum Beispiel sein, dass uns Andeutungen eines Patienten oder einer Patientin über eine mögliche Suizidalität so ängstigen, dass wir für eine weitere empathische Einstimmung auf die inneren Bedingungen des Patienten bzw. der Patientin, der oder die suizidale Gedanken hat, wenig in der Lage sind. Es rät sich dann, uns selbst zunächst durch weitere Interventionen wie zum Beispiel klärendes Nachfragen in einen Affektbereich zu steuern, in dem wir wieder zu ausreichender Empathie fähig sind.

Der Gedanke, »von Moment zu Moment zu behandeln«, den »Mikroaustausch« zu beachten, (D. N. Stern & The Boston Change Process Study Group, 2012, S. 171) ist eng verknüpft mit dem fluiden Charakter des Sicherheitsempfindens im Ablauf der Therapiesitzung. Die Gesamtkapazität zur Regulation von Affekten des Systems Patient–Therapeut ist ständig in Bewegung. Sie setzt sich aus den jeweiligen Fähigkeiten beider zur Affekttoleranz zusammen. Diese kann sich aber »von Moment zu Moment« verändern, je nachdem, was gerade besprochen wird. Deswegen sind wir als Behandelnde gehalten, unser Augenmerk auf das Einhalten der jeweiligen *windows of tolerance* (Schore, 2003) für aversive Affekte bei beiden Beteiligten zu legen. Dies bedeutet für uns selbst, dass wir die bei uns entstehenden aversiven Affekte innerlich so verarbeiten, dass wir damit umgehen und weiter behandeln können (siehe dazu Bions Diktum des Entgiftens). Zudem sollten wir so agieren, dass bei unseren Patientinnen und Patienten das Angstniveau erträglich bleibt.

Geschieht es aber trotz aller Bemühungen, dass die Patientinnen und Patienten zu sehr beunruhigt sind, so entwickelt sich zwar Emergenz, allerdings in Richtung einer Dysfunktionalität. Unsere Patientinnen und Patienten erleiden in solchen Momenten unter Umständen Retraumatisierungen. Aber auch bei den Behandelnden kann es zu Schädigungen kommen. Ist unsere Fähigkeit zum Containment aversiver Affekte, die als Resonanz bei uns selbst entstehen, überfordert, kann es zu sekundärer Traumatisierung kommen.

Wer viel mit traumatisierten Patientinnen und Patienten arbeitet, kennt das: Abends nach der Tätigkeit in der Praxis können wir uns wie gerädert fühlen und brauchen zum Beispiel viel Sport oder Ablenkung, bis wir die in der Resonanz entstandenen Affekte wieder »aus dem Körper gearbeitet« haben. In der Vergangenheit habe ich einige Behandlungen nicht übernommen, wenn ich schon andere Patientinnen und Patienten behandelte, durch die ich genügend in meiner eigenen Psychohygiene gefordert war.

Überlegungen, wie wir das System Patient–Therapeut in einen Zustand bringen können, in dem die Wahrscheinlichkeit von emergenten Entwicklungen ansteigt, fußen nicht mehr auf einem linearen Denken nach dem Muster: »Ich mache jetzt diese oder jene Intervention, um als Folge etwas Bestimmtes zu erzeugen.« Nein, wir nähern uns hier systemisch: Wie kann ich das Affektregulationssystem von meinen Patientinnen und Patienten und mir so anreichern, dass sich die Wahrscheinlichkeit von emergenten Entwicklungen erhöht? Und noch weiter: Wie können wir beide uns als Team so entwickeln, damit es zu Emergenz an Funktionalität zwischen uns kommen kann?

> »Analytiker und Analysand sind in der Lage, sich über längere Zeit im Grenzbereich zum Chaos aufzuhalten, indem sie gemeinsam ein neues System bilden, das besser in der Lage ist, in ebendiesem Grenzbereich zu leben, und somit die Emergenz neuer Seinsweisen erlaubt, die vorher unabsehbar waren« (Galatzer-Levy, 2016, S. 1035).

Dass es dabei zu kurzzeitigen Brüchen kommen kann, erleben wir in unserem therapeutischen Alltag häufig. Sich im Grenzbereich zum Chaos zu bewegen, birgt eben auch die Möglichkeit der Entgleisung in sich. An sich ist das für die Entwicklung unserer Patientinnen und Patienten nicht schlimm, wenn es anschließend zu einem *Repair*-Prozess kommt, bei dem der Bruch in der Verständigung verhandelt wird und eine neue Einstimmung entstehen kann.

Denken Sie an das einleitende Beispiel des Konzertes auf der Bregenzer Festspielbühne: Die beiden Musizierenden erlebten einen Abbruch der Verständigung, verhandelten diesen lachend unter Einbeziehung des Publikums und kamen dann auf einem höheren Niveau zum Ende des Konzertes. Sie dachten bestimmt nicht: »Jetzt müssen wir lachen, damit wir die Kurve wieder kriegen!« Die Atmosphäre zwischen den beiden untereinander und dem Auditorium gestaltete sich so, dass eine spielerische Heilung des Verständigungsproblems möglich war. Dies war nicht geplant, sondern entstand einfach. Es war ein emergentes Phänomen, das zwischen Pianistin und Solisten untereinander und zwischen ihnen und den Zuhörenden entstanden war.

Nach diesen Ausführungen zum systemischen Charakter der Modellbildung sollen nun weitere, in der Theorie der dynamischen Systeme wichtige Begriffe dargestellt werden: »Attraktor« und »Trajektorie«. Auch wenn es jetzt komplexer wird, lohnt es sich, etwas tiefer in die Materie und Begrifflichkeit einzudringen.

Zusammenhang von Attraktoren und Trajektorien

»Attraktor« ist ein Begriff aus der Theorie dynamischer Systeme. Er beschreibt Zustände, auf die sich ein dynamisches System im Laufe der Zeit zubewegt. Unter dem Einfluss eines Attraktors gerät das System schlussendlich in einen vom Attraktor definierten Endzustand. Dabei kann es sich auch um periodisch abwechselnde Zustände oder Muster handeln, die wellenartig wiederkehren.

Galatzer-Levy wendet dieses Konzept bei der Beschreibung der Behandlung eines zwanghaft strukturierten, etwa 45-jährigen Mannes an. Er nennt ihn »Mr. Jones«. Dessen Symptomatik bestand darin, dass er sich jahrzehntelang außerhalb von Arbeit und Zuhause – er lebte noch bei seiner Mutter – nirgends aufhalten konnte. Zwanghaft grübelte er, ob er mit seinen körperlichen Ausscheidungen irgendetwas verschmutzen würde, mit dem er in Berührung kam. Aufgrund dieser Ängste war es ihm kaum möglich, irgendwohin zu gehen. Galatzer-Levy beschreibt zwei wichtige Attraktoren, die seinen Patienten bestimmten:

- »Ich bin ein kranker Mann, der sich zwanghaft Sorgen macht und deshalb nicht ausgehen kann.«
- »Es ist leider nicht möglich, irgendetwas anders zu machen als bisher.«

Wir können auch von starren Überzeugungen, erstarrten Glaubenssätzen oder auch von zentralen, verhaltenssteuernden, unbewussten Fantasien sprechen. Die Wirksamkeit dieser Attraktoren sorgte dafür, dass der Patient in allem etwas fand, was Veränderung unmöglich machte. Bei der Suche nach einem Analytiker zum Beispiel war bei dem einen die Klimaanlage zu heiß, bei dem anderen zu kalt eingestellt. Der dritte war zu weit von seinem Wohnort entfernt, der vierte zu alt, der fünfte zu jung usw. Aus diesen Gründen konnte er zu den verschiedenen Behandlern nach den Erstgesprächen nicht zurückkehren.

Wir müssen uns vergegenwärtigen, dass es sich bei den eben beschriebenen Attraktoren um unbewusste Verankerungen handelte, die einem rein kognitiv-einsichtsorientierten Zugang nicht zugänglich gewesen waren. Tief unbewusst fixierte Aspekte im Selbstbild des Mannes steuerten eine ebenfalls unbewusste Auswahl seines Verhaltens. Es kam zu einer völlig statischen Lebensführung über Jahrzehnte. In der Sprache der dynamischen Systeme ausgedrückt: Der Patient bewegte sich über lange Zeit auf zwei Attraktoren zu, die zu einem Endzustand von Erstarrung und extremer Lebenseinschränkung geführt hatten.

Ein zweites Beispiel soll uns weiter an den Gebrauch des Begriffes des Attraktors heranführen: Ich behandelte einen etwa 35-jährigen Mann mit einer phobischen Symptomatik. In den Jahren, bevor er zu mir kam, hatte er eine zunehmende Einengung seines Lebensradius hinnehmen müssen. Er konnte nicht mehr Zug fahren, keine großen Plätze überqueren, sich in beruflichen Sitzungen nicht mehr äußern. Straßenbahn, Aufzüge: Nichts konnte er ohne erhebliche Angst betreten. Er war oft mit dem Fahrrad unterwegs. Brücken über den Fluss, der die Stadt teilte, konnte er nicht mehr überqueren. Immer wieder wurde er von heftigen Panikattacken geschüttelt.

Wir arbeiteten zweistündig im Sitzen. Nach etwa zwei Jahren der Behandlung kristallisierte sich eine dem Patienten bislang völlig unbewusste Fantasie heraus: Er war der tiefen Überzeugung, dass er, sobald er erkennbar würde, vernichtend angegriffen würde. Wendet man diese unbewusste Überzeugung auf seine Symptomatik an, so klärt sich diese auf: Auf der Brücke, auf großen Plätzen ist er physisch sichtbar. In beruflichen Sitzungen, in denen er seine Meinung äußern soll, wäre er in seiner Position zu den Sachfragen erkennbar. In der Sprache der dynamischen Systeme gesprochen: Der gefürchtete Attraktor könnte so lauten: »Immer, wenn ich erkennbar bin, werde ich vernichtend angegriffen.« Sein Leben organisierte sich so, dass er nicht in die Wirkung der im Attraktor enthaltenen Katastrophe kommen würde. In diesem Fall ging es eben darum, die Wirkung eines ängstigenden Attraktors zu vermeiden. Daraus speiste sich seine phobische Symptomatik.

Wie wir im Laufe der Zeit erfuhren, kamen seine Ängste und Panikattacken immer dann, wenn ein expansiver Impuls in den Wirkungsbereich des Attraktors kam, der dann Vernichtungsangst triggerte. Die Behandlung dauerte insgesamt etwa vier Jahre. Sie fand im letzten Jahr mit immer größeren Abständen statt und führte zu einer völligen Symptomfreiheit des Patienten. Zentral war die Aufdeckung und Veränderung des eben beschriebenen Attraktors.

Auch der Begriff der Trajektorien ist bei der Beschreibung dynamischer Systeme wichtig. Eine Trajektorie ist die Bahnkurve, der Pfad oder der Weg, auf dem ein Körper (ein System) sich entlang bewegt. Bei einem Ball spricht man zum Beispiel von der »Flugbahn«. Unter Trajektorien sind die Bewegungen – oder die Folge von Zuständen – zu verstehen, die ein System unter dem Einfluss eines Attraktors durchläuft. Endpunkt der Trajektorie ist der im Attraktor enthaltene Endzustand.

Der Satz »Alle Wege führen nach Rom« bezeichnet kurz und knapp einen Attraktor: »Alles, was man macht, führt nach Rom.« Übertragend gemeint ist: »Alles im Leben zentriert sich um den Glauben.« Und die Trajektorien sind eben alle Wege dahin. Ob man nun per Pferd, per Auto oder per Zug reist: Immer kommt man in Rom an. Wieder übertragend gemeint, bedeutet dies: »Alles, was wir im Leben tun oder lassen, ist von unserem Glauben bestimmt.«

Mr. Jones, der Patient von Galatzer-Levy, lebte unter dem Einfluss eines Attraktors mit dem Inhalt: »Es kann leider keine Veränderung geben.« Alles, was er versuchte, um dies zu ändern, scheiterte. Die Wege, die er auf dem Weg zur Erfahrung, dass sich nichts verändern ließ, durchlebte, kann man als »Trajektorien« bezeichnen.

Ich denke an die Behandlung eines jungen Mannes, der als kleines Kind im Nahen Osten Kriegserlebnisse und eine Flucht aus einem umkämpften Gebiet zu verkraften hatte. In Deutschland fing er immer wieder mit großer Hoffnung verschiedene Unternehmungen an, bei denen er aber am Ende immer wieder unter großer Enttäuschung scheiterte. So begann er ein Studium, das zunächst auch gut gelang. Im Laufe der Zeit arbeitete er immer weniger, bis er nicht mehr weiter studieren konnte. Dann mietete er einen Laden, den er aber so dilettantisch führte, dass er nicht lief usw.

In unseren Gesprächen erlaubte er mir immer erst dann Einblick in seine Pläne, als diese schon dabei waren zu scheitern. Ich erfuhr erst von seinen Studienschwierigkeiten, als diese schon so weit gediehen waren, dass er den Anschluss verloren hatte. In seine Pläne mit dem Laden weihte er mich erst dann ein, als er schon einen ruinösen Mietvertrag abgeschlossen hatte. Wir konnten seine Lebensgestaltung also nicht gemeinsam untersuchen, sodass ein Scheitern in seinen Vorhaben früh genug hätte verhindert werden können. So blieb dann auch die Behandlung letztlich wenig hilfreich.

Seine traumatischen Kriegserlebnisse und die Flucht hatten offenbar einen Attraktor entstehen lassen, der etwa so lautete: »Ich kann nirgendwo heimisch werden und Wurzeln schlagen.« Die Trajektorien im Wirkungsbereich dieses Attraktors waren die verschiedenen Unternehmungen, mit denen er scheiterte, egal, was er versuchte. Man könnte auch eine Trajektorie des Affektablaufes beschreiben: Hochgefühl und Hoffnung des Neuanfangs, Verleugnung der Schwierigkeiten, Enttäuschung, Scheitern und Entmutigung.

Die Attraktoren bestimmen die Trajektorien. Erlauben die Attraktoren Flexibilität, so können die verschiedensten Trajektorien entstehen. Je enger ein Attraktor die Möglichkeiten beschränkt, desto weniger Flexibilität im Erleben und Handeln steht uns zur Verfügung. Neurotische Fixierungen erlauben in der Regel ein wenig flexibles Verhalten. Eine Anpassung an unterschiedliche Situationen mit verschiedenem Verhalten wird dann weniger möglich. Solange wir psychisch unter dem Einfluss eines solchen Attraktors stehen, werden wir verschiedene Erlebnisse haben, die aber letztlich den Attraktor bestätigen werden.

Im Beispiel meines Patienten mit der Angstsymptomatik erlaubte ihm seine phobische Vermeidung des Attraktors immer weniger Spielraum in der Lebensgestaltung. In der Sprache der dynamischen Systeme ausgedrückt: Die Trajektorien, die er in der Vermeidung durchlief, um nicht in die Wirkungsweise des gefürchteten Attraktors zu kommen, ähnelten sich immer mehr. Konkret sah dies so aus, dass er zum Beispiel Plätze, Brücken usw. immer mehr vermeiden musste. In Sitzungen äußerte er sich immer weniger. Seine Flexibilität in der Lebensführung wurde immer kleiner.

Wenn – wie Galatzer-Levy es beschreibt – unsere Aufgabe als Therapeutinnen und Therapeuten darin besteht, zusammen mit dem Patienten oder der Patientin in den Grenzbereich zum Chaos zu gelangen, so müssen wir die Wirkung der bislang einschränkenden Attraktoren so lockern, dass neue entstehen können. Gleichzeitig sind wir dazu angehalten, bei diesem Prozess so viel Sicherheit zu geben, dass ein emergentes Entstehen und Ausprobieren neuer Trajektorien – neuer Wege – möglich werden, ohne dass Desintegration droht. Gelingt dies, entsteht immer mehr Flexibilität in der Lebensführung. In der Sprache der dynamischen Systeme hört sich das so an: Die Anzahl möglicher Trajektorien steigt an. Dies wird möglich, wenn sich die dazugehörigen Attraktoren, die die möglichen Trajektorien bestimmen, ändern.

Bei meinem Patienten mit der phobischen Symptomatik führte die unbewusste Überzeugung, vernichtend angegriffen zu werden, wenn er erkennbar wäre, zu phobischem Vermeidungsverhalten. Diese unbewusste Überzeugung kann man als Attraktor beschreiben. Behandlungstechnisch erlaubte mir diese Modellbildung immer wieder, vom Endzustand her – also final – zu denken. Was auch immer der Patient tat, war von einer Dynamik bestimmt, die von der Wirkung des Attraktors beeinflusst wurde. Ich stelle mir dies wie die Wirkung eines Magneten vor. Kommt etwas Metallisches in den Einflussbereich des Magneten, so richtet es sich danach aus und wird zu ihm hingezogen. Ähnlich fungieren seelische Attraktoren. Je starrer neurotisches Verhalten wird, desto mehr wird es von wenigen oder gar einem einzigen Attraktor bestimmt. Das ganze Leben richtet sich danach aus.

Die Heilung besteht in der Abschwächung der bestimmenden Attraktoren. Flexibilität bedeutet dann, dass Lebenssituationen zu vielfältigem Erleben und Verhalten führen können. In der Sprache der dynamischen Systeme ausgedrückt: Die Vielfalt der möglichen Endzustände, auf die hin unser Verhalten organisiert wird, weitet sich aus. Die Anzahl der Attraktoren und der möglichen Trajektorien erhöht sich. Attraktoren können auch hilfreich sein, indem sie eine Verhaltenssteuerung ermöglichen, die auch aversive Affekte bewältigen lässt.

Hans Lindemann, der Erfinder des autogenen Trainings, war begeisterter Wassersportler. Als er den Plan hatte, mit einem Faltboot den Atlantik zu überqueren, programmierte er sich durch ständige Übung die Überzeugung ein: »Ich schaffe es, mit dem Faltboot den Atlantik zu überqueren und anzukommen.« Mit seinen Autosuggestionen verankerte er einen Attraktor, der sein Verhalten während der Fahrt bestimmte. Er schaffte es tatsächlich. Trotz schwieriger Umstände konnte er die Zuversicht aufrechterhalten, diese zu bewältigen und sein Ziel zu erreichen. Man kann sich diesen Attraktor wie eine Anweisung zur Affektregulation vorstellen. Lindemann war immer wieder mit hohen Wellen und starkem Wind konfrontiert, die ein Weiterkommen schwierig machten. Seine starke Überzeugung, das Projekt durchstehen zu können, ermöglichte es ihm, die Angstaffekte, die aus den schwierigen Bedingungen auf seiner Tour entstanden waren, so zu bewältigen, dass er noch funktionieren konnte. Immer wieder musste er sich auf wechselndes Wetter, Erschöpfung oder auch auf Zeiten von starker Sonne und Hitze einstellen. Er konnte Wege finden, allem Unbill zu trotzen. Er überlebte. Dabei half ihm die tiefe Überzeugung, dass es möglich war, sein Ziel zu erreichen. Das daraus folgende, ganz unterschiedliche Verhalten kann man als ganz verschiedene Trajektorien beschreiben, auf denen er sich bewegte. Der Attraktor »Ich schaffe es anzukommen« bestimmte seine Affektregulation und erlaubte ihm Flexibilität in der Anpassung an die Natur.

Galatzer-Levy erfand das therapeutische Rad nicht neu, keineswegs. Aber das systemische Denken mit dem Modell der dynamischen Systeme erlaubt es, weniger kausal als final zu denken. Wohin führen das Erleben und Verhalten? Wie ist es zu verstehen? Für uns Nicht-Mathematiker und Nicht-Mathematikerinnen mag es schwierig sein, solche Vorstellungen in unsere Welt zu übersetzen und anzuwenden. Es mag hilfreich sein, sie auch in anderen Feldern zu nutzen, um einen Transfer zu ermöglichen. Rothenstein (1995) beschäftigte sich mit den Parallelen zwischen mathematischen und musikalischen Strukturen. Aus seinen Überlegungen können wir Anregungen für unsere Sicht auf den therapeutischen Prozess gewinnen.

Rothenstein untersuchte Bachs Goldberg-Variationen, bei denen die Melodie und Harmonien verändert werden, die Basslinie aber im Wesentlichen gleichbleibt. Sie folgt einer einfachen Kompositionsregel, die lautet: »Lasse ein Element [die Basslinie; E. N.] konstant und verändere die anderen Elemente, wie es beliebt.« Aus dieser Regel, »bei der die Basslinie im Wesentlichen unverändert bleibt, entsteht eine überaus fantastische, musikalische Alchemie« (ebd., S. 125; Übersetzung E. N.). Die Kompositionsregel beschreibt einen Attraktor. Der Endzustand soll in einem Element, nämlich der Bassführung, konstant bleiben. Alles andere darf verändert werden. So stellen die verschiedenen Variationen unterschiedliche Trajektorien dar, die zum definierten Endzustand führen.

Ähnlich scheint es in unserer Profession zu sein. Die Regel lautet auch hier: »Lasse ein Element gleich.« Dieses Element ist wesentlich: Es geht um ein Sicherheitsgefühl, das in der Kommunikation erhalten bleiben muss. Das Sicherheitsgefühl darf ein bestimmtes Niveau nicht unterschreiten, sonst entsteht eine unvorhersehbare Entwicklung. Dies liegt darin begründet, dass unser Gehirn bei Unterschreiten eines bestimmten Niveaus an Sicherheit auf einen Kampf- oder Fluchtmodus schaltet. Exploration ist dann nicht mehr möglich, neue Arten und Wege der Affektregulation für vorliegendes, schwieriges Material können nicht mehr erkundet werden. Bleibt aber das Sicherheitsgefühl oberhalb dieser Toleranzschwelle bestehen, so können sich ganz vielfältige Variationen in der Kommunikation ergeben, die entwicklungsfördernd sind.

Mathematisch ausgedrückt: Solange die Beteiligten sich auf einen Attraktor zubewegen, der ein bestimmtes Maß an Sicherheit nicht unterschreitet, ergeben sich die verschiedensten Trajektorien. Diese sind mit hoher Wahrscheinlichkeit entwicklungsfördernd.

Die unterschiedlichen Trajektorien, auf denen sich die Kommunikation bewegt, dürften einerseits vom jeweiligen, persönlichen Stil des Therapeuten oder der Therapeutin und des Patienten-Therapeuten-Paares geprägt sein, andererseits aber auch von der Methode und der Theoriebildung, die angewandt werden. Die einzelnen therapeutischen Verfahren verfügen über unterschiedliche »Kompositionsregeln«. Diese verdeutlichen, wie sich Therapeutinnen und Therapeuten verhalten sollen, um entwicklungsfördernde Prozesse auf der Seite der Patientinnen und Patienten anzuregen. Sie geben aber auch vor, wie sich Therapeutinnen und Therapeuten nicht verhalten sollten, da angenommen wird, dass das jeweils »verbotene« Verhalten entwicklungsschädlich ist. Ein wesentliches Element, in dem sich einzelne Schulen unterscheiden, wird das Selbstverständnis über die Rolle der Therapeutinnen und Therapeuten sein. Auch hier gilt also: Viele Wege führen nach Rom.

Allerdings: Es gibt wahrscheinlich bei erfahrenen Therapeutinnen und Therapeuten unterschiedlicher Schulen einen breiten *common ground* an Regeln, die sie befolgen. Eine davon dürfte die Abstinenzregel sein. Sie sieht vor, dass die Entwicklungsbedürfnisse der Patientinnen und Patienten bei allen Interventionen und Verhalten der Behandelnden absolut vorrangig sind. Diese Regel wirkt wie ein Attraktor. Dieser könnte lauten: »Es geht hier nur um Sie. Ihr Wohlbefinden und Ihre Entwicklung stehen im Fokus. Was ich als Therapeut oder Therapeutin tue oder lasse, orientiert sich an Ihrer Entwicklung und Ihrer Unversehrtheit.« Alles, was die Beteiligten dann machen, kann man als Trajektorien in Richtung dieses Attraktors beschreiben. Dieser Zustand der ausreichenden Sicherheit des Systems erlaubt dem Patienten-Therapeuten-Gespann viele Trajektorien, auf deren Basis Neues entstehen und erprobt werden kann.

Phasenraum

Zurück zu einer weiteren Begriffsklärung: Das Gesamt der Trajektorien unter dem Einfluss eines Attraktors, also der realisierbaren Zustände eines Systems, wird »Phasenraum« genannt. Der Phasenraum beschreibt die Menge aller möglichen Zustände eines dynamischen Systems. Die zeitliche Entwicklung der Zustände eines Systems im Phasenraum wird durch Trajektorien (Bahnkurven) im Phasenraum dargestellt. Die Erlebens- und Verhaltensmöglichkeiten, die uns unter dem Einfluss eines Attraktors zur Verfügung stehen, werden in dieser Modellbildung als Trajektorien verstanden. Haben wir bestimmte Anliegen, wie zum Beispiel Neugierde und den Wunsch nach stimulierender Anregung, so zeichnet sich psychische Flexibilität durch einen großen Phasenraum aus: Wir haben die verschiedensten Möglichkeiten, diesem Wunsch nach Stimulation nachzugehen. Wir könnten ein anregendes Buch lesen, ins Theater gehen, eine spannende Sendung im TV sehen, uns Gespräche mit interessanten Leuten suchen usw.

Neurotische Einschränkungen, also ein eingeengter Phasenraum, würden bei einem angstneurotischen Menschen so aussehen, dass er kaum noch solche Wege gehen kann, um seinen Wunsch nach Stimulation zu befriedigen. Die Angst verhindert das. Sie erzeugt einen Attraktor, der als Endzustand einen Rückzug aus expansiven Aktionen und Verhaltensweisen vorsieht. Wenn alles gefährlich ist, vermeiden wir das, was uns ängstigt. In der Sprache der dynamischen Systeme: Der Phasenraum des Verhaltens unter dem Einfluss dieses Attraktors ist sehr klein. Man unternimmt nur sehr wenig und bleibt lieber zu Hause.

Den Aufbau struktureller Fähigkeiten kann man als Entwicklung neuer Trajektorien im Phasenraum eines Attraktors beschreiben. Die Abmilderung erstarrter neurotischer Mechanismen erweitert einen eingeengten Phasenraum. Beides bedeutet einen Zugewinn an Variabilität und Flexibilität.

Übergeordnete Attraktoren zur Steuerung von Subsystemen

Es gibt ein Zusammenwirken der Attraktoren: Einige Attraktoren beeinflussen andere. Man kann von »steuernden« Attraktoren sprechen, die die Ausbildung anderer, untergeordneter Attraktoren einschränken. So gibt es eine Interdependenz von Attraktoren, die ein System mit Subsystemen von Attraktoren erzeugen.

Das Abstinenzgebot ist ein solcher steuernder Attraktor: Alles, was wir in Behandlungen unternehmen, ist diesem Gebot untergeordnet. Unsere Interventionen richten sich nach dieser Regel. Die verschiedenen Interventionsstrategien kann man als Subsysteme verstehen, die unsere Verhaltensmöglichkeiten – die Trajektorien unserer Einflussnahmen – beschränken. Die Freiheitsgrade aller diesem Attraktor untergeordneten Attraktoren sind demnach nicht mehr beliebig. Ein Beispiel ist der unter Medizinerinnen und Medizinern geläufige Satz »non nocere«, der vollständig heißt: »Primum non nocere, secundum cavere, tertium sanare« (»Erstens nicht schaden, zweitens vorsichtig sein, drittens heilen«). Der erste Teil des Satzes – »Primum non nocere« – ist der übergeordnete Attraktor, der die beiden folgenden in ihren Freiheitsgraden einschränkt. Alles, was an vorsichtiger und heilender Tätigkeit mit dem Patienten oder der Patientin geschieht, muss sich nach der ersten Regel richten. Sie ist der steuernde, übergeordnete Attraktor. Die ärztlichen Tätigkeiten stellen die Trajektorien dieses Attraktors dar.

Diese zunächst vielleicht komplexe Begrifflichkeit soll an einem weiteren Beispiel verdeutlicht werden: Eine uns allen geläufige Metapher, nämlich die rosarote Brille, durch die man als verliebter Mensch das Objekt seiner Begierde sieht, stellt einen Attraktor dar, der alles andere kontrolliert. Alles, was mit dem Partner oder der Partnerin zusammenhängt, wird man als gut bewerten. Der Endzustand dieses Attraktors besteht aus einer positiven Sicht auf den Anderen oder die Andere. Alles, was diese Sicht verändern könnte, wird ausgeblendet.

Das bedeutet, dass die Freiheitsgrade der Wahrnehmung in der Beziehung auf positive Sichtweisen eingeschränkt sind. Die Idealisierung des Gegenübers muss aufrechterhalten werden. Gelingt das nicht mehr, kommt ein zentraler Attraktor ins Wanken, der eine ganze Weltsicht bestimmt. Diese verändert sich dann. Der Satz »Mir ist es wie Schuppen von den Augen gefallen« beschreibt die Veränderung eines Attraktors, der die Sicht bislang bestimmte. Wir kennen solche Prozesse von Veränderungen zentraler Attraktoren aus unseren Behandlungen gut. Gerät zum Beispiel eine bislang tragende Idealisierung ins Wanken und wird die Sicht auf jemanden realistischer, so kann dies mit großer Erschütterung verbunden sein.

Unter der ICD-Diagnose »Anpassungsstörung« verbirgt sich häufig die Instabilität eines bislang tragenden Attraktors. Wenn zum Beispiel einem Menschen eine plötzliche Trennung ohne Vorankündigung widerfährt, so kann ein zentraler Attraktor, nämlich das Sicherheitsgefühl in einer Beziehung, erschüttert werden. Die Wirksamkeit dieses Attraktors greift nicht mehr und verändert das ganze Lebensgefühl.

Auch von Borderlinepatientinnen und -patienten kennen wir solche Vorgänge: Erleben diese Enttäuschungen in der Behandlung, so kann es zu einem Umschlag von einer Idealisierung der therapeutischen Beziehung in deren Entwertung kommen. Dann geschehen nicht selten Therapieabbrüche. Wenn der Attraktor »Alles, was mit dieser Person zusammenhängt, ist gut« ins Gegenteil kippt – »Alles, was mit dieser Person zusammenhängt, ist schlecht« –, so ändert sich der Attraktor, der die Sicht auf die Person bestimmt. Will man diesen Wechsel als einen aus zwei Attraktoren zusammengesetzten, übergeordneten, komplexeren Attraktor des psychischen Geschehens beschreiben, so kann man ihn folgendermaßen formulieren: »Mit einer Person ist alles gut, solange keine Enttäuschungen passieren. Geschieht dies aber, so ist mit ihr alles schlecht.« Dieser Attraktor ist komplexer als die beiden einzelnen. In der Kombination kann er einen größeren Ablauf erfassen.

So kann man psychische Veränderungen als Umgestaltung in unseren zentralen Attraktoren beschreiben. Krisen treten dann auf, wenn wichtige Attraktoren angegriffen werden oder sich verändern. Michael Moran (1991) weist darauf hin, dass unsere therapeutische Aktivität eben darin besteht, die Wirksamkeit entwicklungshemmender Attraktoren so zu »stören«, dass sie sich verändern können.

»Steter Tropfen höhlt den Stein«, sagt man, wenn ein ständiger Einfluss, der klein sein kann, langfristig zu einer Veränderung eines Zustandes führt. Mathematisch gesprochen, ist es bei unserer Arbeit genauso: Interventionen unterschiedlicher Art sollen die Funktion von entwicklungshemmenden Attraktoren so schwächen, dass sie durch andere, angepasste Attraktoren ersetzt werden können. So steigt die Flexibilität des Verhaltens an und es entstehen neue Wege des Umgangs mit sich und Anderen.

Veränderungen der zentralen Überzeugungen seelischen Funktionierens sind unausweichlich mit einem gewissen Maß an psychischer Dysbalance verbunden. Folgen wir Galatzer-Levys Sprache, so findet eine solche Einflussnahme im Grenzbereich zum Chaos statt. Übersetzt in therapeutische Zusammenhänge, sprechen wir von einer Ausweitung von Möglichkeiten zur Regulation von Affekten oder sogar vom Aufbau neuer Regulationsmechanismen. Es ist unmittelbar einleuchtend, dass die Veränderung starrer, unangepasster Strukturen mit einer Labilisierung einhergeht. So sind

Wachstumsprozesse, die nicht mit einem kontinuierlichen Ansteigen von Fähigkeiten verbunden sind, durch eine Phase der Instabilität gekennzeichnet. Oft wird dies von Patientinnen und Patienten subjektiv als Rückschritt in der Behandlung erlebt. Verstehen wir, dass Wachstum oft unausweichlich mit Phasen emotionaler Beunruhigung verbunden ist, so können wir einen stabilisierenden Rahmen an Erklärungen oder zusätzlich stabilisierende Hilfen anbieten.

»Welche behandlungstechnische Relevanz hat diese mathematische Modellbildung psychischer Prozesse?«, so werden Sie nun fragen. Die Anwendung mathematischer Konzepte ergibt keine neue Theorie. Aber die Modellbildung der komplexen dynamischen Systeme erlaubt einen ergänzenden, ordnenden Blick auf psychisches Geschehen. Sie kann größere zeitliche Abfolgen sowie die innere Logik von Entwicklungsstagnation und Wandlungsprozessen beschreiben. Zudem gibt sie uns einen final orientierten Blickwinkel. Dieser lenkt das Augenmerk weniger auf die Genese als auf den Zielzustand psychischer, krankheitswertiger Abläufe.

Der Erklärungsbereich kausal-linearer Modelle ist begrenzt. In großen Systemen, die aus vielen miteinander in Wechselwirkung stehenden Einzelelementen bestehen, treten Erscheinungen auf, die nicht den Gesetzen von Ursache und Wirkung folgen. Hier wirken die Gesetze der Selbstorganisation. Kommt etwas in Resonanz mit einem steuernden Attraktor, so entwickeln sich im Bereich einer neurotisch eingeengten seelischen Landschaft Abläufe, die auf die Wirkung dieses Attraktors zurückzuführen sind. Kommen Erleben und Verhalten in Resonanz mit einem neuen Attraktor, so kann es zu disruptiven Veränderungen kommen. Das Konzept der psychischen Attraktoren erlaubt eine Modellbildung für diese Vorgänge. Mit dem Resonanzkonzept ermöglichen es diese Vorstellungen, zu sehen, wie sich Erleben und Verhalten unter dem Einfluss von Attraktoren fast zwangsläufig entwickeln, und wann sie – an der Grenze zum Chaos – zur Veränderung gebracht werden können.

Den Unterschied in den therapeutischen Ausrichtungen sehe ich einerseits in ihren Ansichten darüber, welche Attraktoren krankheitsrelevant sind. Dies betrifft die Modellierung der Psychodynamik und Ätiopathogenese der Erkrankungen. Andererseits unterscheiden sich die Verfahren auch in der Ausgestaltung von Trajektorien – des angestrebten Heilungsprozesses –, wie die krankheitsrelevanten Attraktoren beeinflusst werden sollen. Dies zeigt sich im unterschiedlichen Rollenverständnis der Behandelnden und wirkt sich auf die Beziehungsgestaltung aus. Die Frage der

Wirksamkeit von Therapien entscheidet sich an der Frage, ob die steuernden Attraktoren erreicht und zur Veränderung gebracht werden können. Auch hier führen viele Wege nach Rom, so unterschiedlich diese Wege auch sein mögen. Psychisches Leid zu lindern oder zu heilen – dies dürfte unser aller Rom sein.

Bindungstheorie

> *Zusammenfassung:* Unter dem Begriff »Bindung« versteht man die anhaltende emotionale Beziehung zwischen Kindern und ihren Bezugspersonen, die sich in den ersten Lebensmonaten und -jahren ausbildet. Diese Erfahrungen prägen lebenslang nicht nur die Art und Weise, wie Menschen Beziehungen führen, sondern auch ihre Art, zu sein und zu handeln – bewusst und implizit. Dabei spielen das Gefühl und die entstehende kognitive Überzeugung, wie sicher man sich der Verbundenheit und Zuverlässigkeit der Zuwendung einer Bindungsperson fühlen kann, eine große Rolle (als das sogenannte »innere Arbeitsmodell von Bindung«).

Die Bindungstheorie hat sich mit der unterschiedlichen Qualität von Beziehungen zu den jeweiligen Bezugspersonen beschäftigt. Je nachdem, wie diese geartet ist, entwickeln Menschen vier unterschiedliche Arten, sich mit Anderen verbunden zu fühlen.

Es wird zwischen vier Bindungstypen unterschieden:

- *Bindungstyp A:* unsicher-vermeidende Bindung
- *Bindungstyp B:* sichere Bindung
- *Bindungstyp C:* unsicher-ambivalente Bindung
- *Bindungstyp D:* unsicher-desorganisierte Bindung

Diese vier verschiedenen Typen kommen meist in ihren jeweiligen Mischungsverhältnissen vor. »Reine« Typen sind eher die Ausnahme. Die Bindungstypen haben Einfluss darauf, wie wir Beziehungen erleben. Sie prägen die Art und Weise, wie wir uns verhalten, wenn wir emotionale Anliegen an andere Menschen haben und wie wir diese Wünsche und Bedürfnisse zum Ausdruck bringen. Für psychotherapeutische Behandlungen haben die unterschiedlichen Bindungsstile durchaus Bedeutung.

Patientinnen und Patienten kommen mit einem aktivierten Bindungssystem zu uns, da sie Hilfe suchen. Ihre Anliegen verfolgen sie in der Art und Weise, wie es der jeweils aktivierte Bindungsstil vorgibt. So wird zum Beispiel ein sicher gebundener Mensch schnell Vertrauen zu uns fassen und seine Probleme zeigen können. Er wird vermutlich offen seine Anliegen schildern. Seine Beziehungserwartungen werden in eine Richtung gehen, dass er erhoffen kann, Hilfe zu finden, wenn er sie braucht. Eine unsicher-vermeidend gebundene Patientin zum Beispiel wird sich dagegen lange nicht in die Karten schauen lassen und es eher vermeiden, ihre Not zu schildern. Aus früheren Erfahrungen hat sie als Lebensstil gespeichert, dass diese Anliegen nicht gut beantwortet werden. Sie wird uns also lange testen, ob wir wirklich an ihr interessiert sind, ob wir uns ihr zuwenden, wenn sie Probleme hat.

Die Bindungsstile betreffen das subjektiv erlebte Gefühl von Sicherheit in der Beziehung zu uns. Je nachdem, welcher Bindungsstil gerade mit einem emotionalen Anliegen des Patienten oder der Patientin in Resonanz gekommen ist, werden wir bestimmte Verhaltens- und Erlebensweisen sowie Abwehrformen des Patienten oder der Patientin erwarten können. Sicherheit und die Entstehung emergenter Veränderungen hängen eng zusammen. »Veränderungsmomente«, wie Stern sie nennt (D. N. Stern & The Boston Change Process Study Group, 2012), entwickeln sich nur, wenn sich die beiden Partner in Beziehungen miteinander ausreichend sicher fühlen.

Aber was bedeutet das eigentlich – »sich sicher fühlen«? Und wie hängt dieses Gefühl mit der Qualität einer Beziehung zusammen? Wie entwickeln Menschen in Beziehungen ein Gefühl von Sicherheit und wie hängt diese Fähigkeit mit den frühen Beziehungen zu den Pflegepersonen zusammen? In der Bindungstheorie finden sich Antworten. Sie trifft Aussagen zu der Frage, wie das Gefühl von Sicherheit, Explorationsverhalten und Bindung zwischen Menschen zusammenhängen.

Grundlagen der Bindungstheorie

Karin und Klaus Grossmann (2004, S. 67) formulieren die fünf wichtigsten Postulate der Bindungstheorie wie folgt:

1. »Für die seelische Gesundheit des sich entwickelnden Kindes ist kontinuierliche und feinfühlige Fürsorge von herausragender Bedeutung.
2. Es besteht die biologische Notwendigkeit, mindestens eine Bindung aufzubauen, deren Funktion es ist, Sicherheit zu geben und gegen Stress zu

schützen. Die Aufgabe dieser Person ist es, Schutz und Versorgung zu gewährleisten. Das Verhaltenssystem, das der Bindung dient, existiert gleichrangig und nicht etwa nachgeordnet mit den Verhaltenssystemen, die der Ernährung, der Sexualität und der Aggression dienen.

3. Eine Bindungsbeziehung unterscheidet sich von anderen Beziehungen besonders darin, dass bei Angst das Bindungsverhaltenssystem aktiviert und die Nähe der Bindungsperson gesucht wird, wobei Erkundungsverhalten aufhört. (Das Explorationsverhaltenssystem wird deaktiviert.) Andererseits hört bei Wohlbefinden die Aktivität des Bindungsverhaltenssystems auf und Erkundungen sowie Spiel setzen wieder ein.
4. Individuelle Unterschiede in Qualitäten von Bindungen kann man in dem Ausmaß unterscheiden, indem sie Sicherheit vermitteln.
5. Mithilfe der kognitiven Psychologie erklärt die Bindungstheorie, wie früh erlebte Bindungserfahrungen geistig verarbeitet und zu unseren inneren Modellvorstellungen und Arbeitsmodellen von sich und anderen werden.«

Bindungssicherheit

Bindungssicherheit entsteht durch eine liebevolle Nähe zu einer schützenden Bindungsperson. Dies wird »Sicherheit durch Nähe« genannt. Besteht ein sicherer Rückhalt zu einer Bindungsperson, kann dies das Explorieren begünstigen. Wie reichhaltig und umfassend sich Bedürfnisse und Ziele des Kindes und späteren Erwachsenen entwickeln, hängt von der Qualität der elterlichen Unterstützung ab. Nur durch die Rückmeldung der Bezugspersonen entsteht eine Verbindung zwischen Bedürfnissen, Intentionen und sprachlicher Benennbarkeit.

Ein einfaches Beispiel erläutert dies: Ein kleines Kind quengelt, ist unruhig und nervt die Mutter. Sie vermutet, dass es Hunger hat, sagt: »Oh, du bist sicher hungrig und möchtest etwas zu essen«, und gibt dem Kind etwas. Zufrieden spielt es ruhig weiter. Mit der Zeit lernt das Kind auf diesem Wege, zwischen seinem inneren Zustand (Hunger) und der Intention (etwas zu essen bekommen) zu unterscheiden und dafür Worte zu finden.

Die Organisation von Gefühlen, Motiven und zielgerichtetem Verhalten sowie die Organisation des Erkennens eigener Gefühle und Motive hängen von der Qualität der elterlichen Rückmeldung auf die Äußerungen der Kinder ab. Die dabei entstehende Verinnerlichung dieser Erfahrungen nennt Bowlby (2021) »internale Arbeitsmodelle von Bindung«. Die wesentlichen Kriterien für die Bestimmung dieser Qualität der »hinreichend guten« (Winnicott, 2002 [1965]) elterlichen Zuwendung (man spricht hier von »Sensitivität«) sind zutreffendes Erkennen der kindlichen Motive sowie promptes und angemessenes Reagieren.

Karin und Klaus Grossmann unterscheiden zwischen Gefühlen und Emotionen. Den Begriff des Gefühls verwenden sie, wenn Menschen ihre inneren Zustände wahrnehmen, benennen und darüber kommunizieren können. Emotionen beziehen sich auf die Basisaffekte, die Darwin als biologische Grundmuster gekennzeichnet hat. Diese Grundaffekte differenzieren sich im Laufe des Lebens aus. So kommen die Wahrnehmung der eigenen Gemütsbewegungen, deren handlungsrelevante Interpretationen und die sprachliche Benennung der inneren Zustände zusammen.

Es kommt zu einer Integration von Emotionen, Intentionen und Bedeutungen der wahrgenommenen Gemütsbewegungen sowie der Fähigkeit, diese sprachlich auszudrücken. Das Kind erwirbt seine emotionale Grundausstattung so in Beziehung mit seinen Bindungspersonen. Man sagt, die Mutter-Kind-Bindung sei das ideale Biopsychotop für die Entwicklung des menschlichen Organismus in all seinen funktionellen Aspekten.

Im nächsten Abschnitt findet sich jeweils ein Beispiel für die Entwicklung solcher Fähigkeiten und eines, das die mangelnde Ausprägung affektregulatorischer Fertigkeiten illustriert.

Wie Erfahrung zu inneren Arbeitsmodellen wird

Von Geburt an organisieren sich die physiologischen Aspekte von Emotionen weiter aus. Ein zentrales Kennzeichen psychischer Sicherheit besteht darin, dass die einzelnen Komponenten (Emotionen, die wahrgenommen werden, deren verhaltensrelevante Bedeutung und die sprachliche Kommunikation) immer weiter zusammenwachsen. Das führt letztlich dazu, dass adaptives Verhalten auch bei Belastungen gewährleistet ist. Nur wenn ich wahrnehme, was in mir vorgeht, was ich fühle und was diese Gefühle bedeuten, kann ich mich einer Situation angemessen verhalten. Krause (1998) weist darauf hin, dass Affekte einen propositionalen Charakter aufweisen. Das bedeutet, wahrgenommene Affekte stellen auch Informationen über unsere Befindlichkeiten zur Verfügung. Emotionen wollen etwas von uns. Sie haben eine Tendenz, Handlungen zu initiieren. Damit ist eine Intention verbunden. Der biologische Sinn von Freude zum Beispiel ist ein Signal zum Weitermachen der gerade stattfindenden Aktion. Ärger bedeutet ein beziehungsregulierendes Signal: »Du sollst weg von mir.« Nur wenn ich zum Beispiel spüre, dass ich Angst bekomme, kann ich versuchen zu verstehen, wovor ich Angst habe und wie ich mich dann verhalten kann, um diese Angst zu berücksichtigen.

Es geht um ganz alltägliche Dinge. Stellen Sie sich vor, dass Sie eine Erkältung bekommen. Sie fühlen sich angeschlagen. Die Vorstellung, den dichten Terminplan Ihres Tages bewältigen zu müssen, verursacht Unbehagen. Dem tragen Sie Rechnung: Sie gehen ihren Terminplan durch und machen sich dabei eine Vorstellung vom Tagesablauf. Sie sagen einige Termine ab und gehen nur die Aufgaben an, denen Sie sich in dem etwas reduzierten Zustand der Erkältung gewachsen fühlen. Nachdem Sie sich dazu entschlossen haben, spüren Sie ein Gefühl der Erleichterung. Dies alles geht aber nur, wenn Sie

- wahrnehmen, wie es Ihnen geht,
- verstehen, was das Signal des Unbehagens bedeutet,
- sich eine Vorstellung machen, wie dem Rechnung zu tragen ist,
- darüber sprachlich nachdenken,
- dies in Handlungen umsetzen und
- die innere Rückmeldung über die Handlung wiederum spüren.

Die Generalisierung von Bindungserfahrungen nennt die Bindungstheorie »innere Arbeitsmodelle«. In psychotherapeutischen Behandlungen treten sie uns als Übertragungen entgegen.

Erfahrungen in Bindungsbeziehungen sind zentrale, das Selbst organisierende Vorgänge. Kommt es in Bindungsbeziehungen zu Mängeln an Schutz und Fürsorge, so führt dies zu Defiziten in der Affektregulation. Wir kennen diese Fehlentwicklungen, wenn wir mit Patientinnen und Patienten mit strukturellen Defiziten arbeiten: Sie verfügen oft nicht über Fähigkeiten zur Wahrnehmung ihrer inneren Zustände oder deren verhaltensrelevanter Bedeutung.

So erinnere ich mich an eine Patientin mit einer Bulimie. Sie erlebte oft diffuse körperliche Spannungszustände, derer sie sich durch Erbrechen entledigte. Sie konnte diese Spannungszustände zunächst nicht als Teile einer Gefühlsbewegung identifizieren, geschweige denn verstehen oder benennen, worum es dabei ging. Ihr stand keine Intention zur Verfügung, also keine

Wahrnehmung ihrer mit den Gefühlen verbundenen Absichten und keine in Worte fassbare Sprache. Die Behandlung bestand zunächst darin, die diffusen Spannungszustände in einen Zusammenhang mit den Situationen zu bringen, in denen sie auftraten. Langsam begann die Patientin, die körperlichen Sensationen zu verstehen und deren Bedeutungen, also Gefühle, wahrzunehmen und sie zu benennen. Letztlich diente dies dazu, ihre Intentionen, also die Handlungsrelevanz der Gefühle, zu identifizieren: Was bedeutete es, sich so oder so zu fühlen? Hatte sie Bedürfnisse oder Wünsche, die sich aus den jetzt wahrgenommenen Gefühlen ergaben? Was legten diese Gefühle für ein Verhalten nahe? Wie konnte sie über das, was sie fühlte, mit anderen Menschen kommunizieren? Im Laufe der einige Jahre währenden Behandlung gelang diese Differenzierung. Die Bulimie trat nicht mehr auf.

Neue Erfahrungen in engen Bindungsbeziehungen können die Regulierung bisher unzureichend verarbeiteter innerer Zustände verändern. Psychotherapeutische Beziehungen stellen Bindungserfahrungen dar, die eine Nachreifung an Affektregulation ermöglichen. Sie verändern die Bindungsstile nachhaltig. So kann zum Beispiel ein bislang unsicher-vermeidend gebundener Mensch durch Psychotherapie einen »erworbenen« sicheren Bindungsstil entwickeln.

Bindungstypen

Wie oben erwähnt, sind vier Bindungstypen von zentraler Bedeutung:

- *Bindungstyp A (unsicher-vermeidende Bindung):* Unsicher-vermeidend gebundene Kinder zeigen wenig offenes Bindungsverhalten. Sie erleben Stress, zeigen ihn aber nicht. Nach außen wirken sie oftmals unabhängig und selbstgenügsam. Kinder beginnen früh damit, ihr Verhalten an die Reaktionen ihres Umfelds anzupassen. Bekommt ein Kind das Gefühl, dass es eine Belastung für die Eltern ist, dann wird es aufhören, seine Gefühle auszudrücken. Dies entsteht aus der Erfahrung, dass die Bezugsperson generell nicht auf die Bedürfnisse des Kindes eingeht. Deshalb suchen sie bei ihr auch keinen Trost, wenn sie ihn brauchen.
- *Bindungstyp B (sichere Bindung):* Kinder mit diesem Bindungstyp nehmen ihre Bezugsperson als sichere Basis wahr. Damit Kinder eine sichere Bindung aufbauen, ist es sehr wichtig, dass verlässlich auf ihre körperlichen und emotionalen Bedürfnisse eingegangen wird. Sie erfahren von Anfang an Verlässlichkeit in der Zuwendung. Dadurch

lernen sie, ihre Gefühle auszudrücken und erkunden ihre Umwelt. Bei Stress werden sie zeigen, dass sie Kontakt zur Bezugsperson brauchen.

- *Bindungstyp C (unsicher-ambivalente Bindung):* Kinder müssen darauf vertrauen können, dass sich das Verhalten ihrer Bindungsperson nicht von einem Moment auf den anderen verändert. Sonst beginnen sie zu glauben, dass ihre eigenen Bedürfnisse weniger wichtig sind als die der anderen. Bei einer Bezugsperson, die selbst ambivalentes Verhalten zeigt, weiß das Kind nie, wie diese auf ihre Gefühlsäußerung reagieren wird. Weder in Abwesenheit noch in Anwesenheit einer Bezugsperson wird sich ein unsicher-ambivalent gebundenes Kind sicher fühlen. Das führt dazu, dass nicht nur die stressige Situation es verunsichert, sondern auch die Bezugsperson an sich. Häufig führt das zu anklammerndem Verhalten und mangelnder Exploration.
- *Bindungstyp D (unsicher-desorganisierte Bindung):* Wird die Bezugsperson nicht nur als Quelle von Sicherheit, sondern auch als Auslöser von Angst wahrgenommen, so wird eine Orientierung in solchen Beziehungen schwierig. Häufig ist das nach traumatischen Erfahrungen der Fall. Kinder, die diese Erlebnisse haben, wirken sowohl von der Abwesenheit als auch von der Anwesenheit der Bezugsperson überfordert. Die Suche nach Sicherheit und gleichzeitig die Erfahrung von Angst ist völlig verwirrend, möglicherweise lähmend. Unter Stress reagieren unsicher-desorganisiert gebundene Menschen für den Betrachter anscheinend chaotisch und schwer berechenbar. Das äußert sich beispielsweise in Stimmungsschwankungen, Aggression oder dem Fehlen von Gefühlsäußerungen. Bei näherer Betrachtung zeigt sich allerdings, dass es sich nicht um ein chaotisch-planloses Verhalten handelt, sondern um eine hochangepasste, intuitive Strategie. Unsicher-desorganisiert gebundene Menschen wahren einerseits die Bindungsnähe bei gleichzeitiger Beachtung von Schutz vor potenzieller Bedrohung durch die Bindungsperson – ein hochkomplexes Unterfangen, das sich oftmals in bizarren Verhaltenskompromissen darstellt.

Bindung und Bindungsverhalten

Unter »Bindungsverhalten« versteht man diejenigen Verhaltensweisen, die eine Nähe zu den Bindungspersonen herstellen und sichern sollen.

Ohne Gefahr für die Bindung besteht keine Notwendigkeit, ein Bindungsverhalten zu zeigen. Insofern darf die Abwesenheit von Bindungsverhalten unter sicheren Bedingungen nicht als Abwesenheit von Bindung interpretiert werden. Fühlt sich ein Mensch sicher, so ist das Bindungsverhalten deaktiviert. Erst wenn ein Gefühl von Gefährdung entsteht, sei es aus der eigenen emotionalen Befindlichkeit heraus oder durch eine äußere Situation, wird das Bindungsverhaltenssystem aktiviert. Das Bindungssystem hat die Aufgabe, Nähe zu Bindungspersonen und damit Sicherheit herzustellen. Je mehr ein Mensch die Nähe zu einer Bindungsperson braucht, desto mehr wird Bindungsverhalten erkennbar.

Sicherheit und Exploration

Der Zusammenhang von Bindungssicherheit und Exploration ist wichtig. In der Entwicklung des Kindes ist die Bindungsperson für ersteres zum sicheren Hafen geworden. Man kann feststellen, dass dieselbe Umgebung in Abwesenheit der Bindungsperson für das Kind beängstigender ist, als wenn die Bindungsperson anwesend ist. Unter günstigen Bedingungen wird sich ein exploratives Verhalten dann zeigen, wenn ein Kind sich sicher genug fühlt, das Neue, was vielleicht auch verlockend und teilweise beängstigend ist, zu explorieren. Es wird sich dann aber immer wieder der Anwesenheit der Bindungsperson versichern.

Die Bindungstheorie sieht das Verhaltenssystem, das Bindung und Sicherheit organisiert, als eigenständiges System an. Dieses System ist komplementär zum Fürsorgesystem der Bindungsperson. Das Bindungsbedürfnis des Menschen wird als primäre Motivation angesehen. Es wird als genauso grundlegend wie die Bedürfnisse nach Nahrung, Erkundung, Sexualität und Fürsorge für Schwächere betrachtet. Jedem dieser Systeme sind eigene Verhaltenssysteme beigeordnet.

Diese Verhaltenssysteme werden bei Mangelzuständen im jeweiligen System aktiviert. Ist der Mangel aufgehoben, so wird das betreffende System ruhen. Die jeweiligen Verhaltenssysteme werden durch Informationen aus dem Organismus oder der Umwelt angesteuert. Den Verhaltenssystemen sind jeweils spezifische Emotionen, Gefühle, Motive und Verhaltensweisen, sowie Wahrnehmungs- und Denkprozesse aber auch Ziele zugeordnet. So unterscheiden sich Gefühlslagen, Verhalten und Denkprozesse, je nachdem, welche Bedürfnissysteme gerade aktiviert sind.

Wenn Sie sich zum Beispiel hilfsbedürftig und schwach fühlen, wird das Bindungssystem aktiviert. Dann suchen Sie Hilfe bei jemandem, den Sie als stark und kompetent für Ihr Problem ansehen. Ist aber das Explorationssystem aktiviert, fühlen Sie sich möglicherweise neugierig und unternehmungslustig. Dann verabreden Sie sich vielleicht zu einem Opernbesuch, von dem Sie sich Anregung versprechen.

Haben Sie zum Beispiel einen Hund und merken, dass das Tier unruhig in der Wohnung herumläuft, dürfte Ihr Fürsorgesystem anspringen. Dann könnten Sie darüber nachdenken, was mit dem Tier los ist. Vielleicht machen Sie einen Spaziergang, um dem Bewegungsdrang des Hundes Rechnung zu tragen, und schauen danach, ob er ruhiger wird.

Die Verhaltenssysteme von Bindung und Exploration sind zwar getrennt, beeinflussen einander aber. Exploration findet nur dann statt, wenn das Bindungssystem deaktiviert ist und sich das Individuum sicher genug fühlt. Wenn die Unsicherheit ein gewisses Maß übersteigt, kommt es zu einer Deaktivierung des Explorationssystems und zu einer Aktivierung des Bindungssystems. Bei Störung des Wohlbefindens oder wenn sich jemand bedroht fühlt, wird das Bindungsverhaltenssystem aktiviert. Dies hat die Aufgabe, durch erprobte Verhaltensstrategien Distress-Milderung zu erreichen.

Bedeutung der inneren Arbeitsmodelle

Durch die Generalisierung von Erfahrungen kommt es zu verallgemeinerten Mustern, wie mit inneren Bedingungen oder äußeren Situationen und Menschen umgegangen werden kann. Das Kind entwickelt solche verallgemeinerten Muster allmählich über Erfahrungen mit seiner Umwelt, seinen Bindungspersonen und später über Erlebnisse mit sich selbst. Sie ermöglichen, ihm abzuschätzen, was die Anderen tun werden und was mit ihm selbst geschehen wird. Die Bedeutung dieser inneren Arbeitsmodelle für unsere Behandlungen skizziert Naumann-Lenzen (Neumann & Naumann-Lenzen, 2017, S. 197ff.):

> »Dieses Arbeitsmodell stellt eine implizite, mentale Gebrauchsanweisung dar – und zwar für beide Interaktionspartner –, eine Anweisung, die intersubjektive Erwartungsmuster enthält darüber, was in einem gegebenen Bindungskontext wahrscheinlich als nächstes geschehen wird und was man selbst tun sollte.

Dies betrifft sämtliche sozialen Beziehungen, die ein ›sozial vorgesehenes Gefälle‹ beinhalten (Eltern-Kind, Lehrer-Kind, Chef-Angestellter etc.) oder von uns so konstruiert oder erlebt werden (zum Beispiel Partnerschaften, die nicht egalitär, sondern hierarchisch organisiert sind). Und es betrifft auch die Agenda für die innere Regulation einer therapeutischen Beziehung.

Wie erwähnt, kommt der Patient zu uns mit einem Hilfeersuchen, folglich mit aktiviertem Bindungssystem – eben mit seiner erlernten Art, dies zu tun, mit seinem inneren Arbeitsmodell von Bindung. Er wird dann die Arena der Übertragungsgestaltung betreten und wir als Therapeuten sollten erkennen können, welche Bindungsthemen es sind, die implizit die Übertragungsbeziehung infundieren – und welche komplementäre Bindungsresonanz in uns entsteht [...]. Kommt es zu einer Verfestigung dieser Muster, so stabilisiert dies einen Prozess wechselseitiger Rekursion, d. h. einen Prozess, in welchem ein vorgegebenes Muster durch jede weitere Aktion erneut bestätigt und so auf Dauerbetrieb gesetzt wird.

Jede weitere Aktion wird in das bestehende Schema ›assimiliert‹ und dient, nach dem Muster der selbsterfüllenden Prophezeiung, als Beweis dafür, dass es gültig in Kraft ist. Diese Selbstbeharrungstendenz etablierter interaktiver Muster kann sich in Therapien beispielsweise als ›Widerstand‹ gegen Veränderung, als Prozessstagnation, Devitalisierung, Ärger, Enttäuschung und Langeweile zeigen [...].

Aus intersubjektiver Perspektive würde man heute eher formulieren, dass es sich hierbei um ein implizites Zusammenspiel zwischen Patienten und Therapeuten handelt. Aufgabe des Therapeuten wäre es demzufolge, wie oben bereits erwähnt, das statthabende Muster zu erkennen und der Interaktion neue Impulse zuzuführen, die eine ›Akkommodation‹ einleiten.

Dieser Gebrauch der Begriffe ›Assimilation‹ und ›Akkommodation‹ geht, wie erwähnt, auf Jean Piaget zurück. Assimilation bezeichnet dabei für unsere Zwecke die Tendenz, neue Informationen dergestalt in ein bestehendes Schema einzufügen, dass sie das Schema bekräftigen. Akkommodation bezeichnet demgegenüber die Anpassung eines bestehenden Schemas an neue Informationen und veränderte Milieubedingungen. Letzteres bezweckt Psychotherapie.

Wir entwickeln im Laufe unseres Lebens multiple innere Arbeitsmodelle von Bindung. Wir sprechen von primären und sekundären, man könnte auch sagen: von dominanten und subdominanten inneren Arbeitsmodellen von Bindung. Dies liegt daran, dass wir es in unserer Entwicklung mit primären und sekundären Bindungspersonen zu tun haben (Mutter, Vater,

> Großeltern, Onkel und Tanten, LehrerInnen, väterliche und mütterliche Bekannte etc.) und dass diese Personen selbst zu unterschiedlichen Zeiten an uns auch unterschiedliche Bindungsangebote richten werden. Diese Vielfalt erklärt das Überblenden, das Mischungsverhältnis der verschiedenen Bindungsmuster bei uns selbst. Es erklärt ebenso, dass – je nach implizit erlebter Situationserfordernis – unterschiedliche Bindungsstile aktualisiert werden.«

Die dann jeweils aktivierten Bindungsstile stellen auch ein Muster zur Regulation der beteiligten Affekte dar. Was kann man sich unter einer solchen Aktualisierung von Bindungsstilen vorstellen?

Stellen Sie sich vor, Sie stehen vor einem anspruchsvollen Examen. Viel hängt davon ab, wie Sie die Prüfung meistern. Ein gutes Abschneiden sichert Ihnen vielleicht einen guten Berufseinstieg. Verständlicherweise befinden Sie sich in einer großen inneren Anspannung. Damit müssen sie umgehen. Der Zustand erfordert Regulation. Gelingt es Ihnen, die Spannung so weit zu tolerieren, dass Sie weiterdenken und reagieren können, so können Sie Ihr Wissen abrufen und in der Prüfung glänzen. Ein solcher Umgang mit der inneren Anspannung stellt eine gelungene Affektregulation dar. Internalisierte Bindungsstile sind gleichzusetzen mit mehr oder weniger gelingender Affektregulation. Bindungsstile beinhalten die Art und Weise, wie wir mit unseren Anliegen umgehen. Diesen Umgang haben wir erlernt.

Ein Mensch, der die hohe Anspannung des Examens so regulieren kann, dass das Wissen weiterhin zur Verfügung steht, greift unbewusst auf Beziehungserfahrungen zurück, bei denen es eben auch um die erfolgreiche Regulation von Anspannung ging. Als Generalisierung hat sich dieser Umgang zu einem abrufbaren Regulationsmechanismus entwickelt. Wer sicher gebunden ist, wird in das Examen trotz Angst mit einem grundlegenden Vertrauen gehen, dass man ihm wohlwollend zuhört und er sein Wissen schon zeigen kann. Dieser Student wird von einer Hoffnung auf Erfolg ins Examen gehen. Die Anspannung kann so in einem erträglichen Rahmen gehalten werden.

Stellen Sie sich nun aber eine junge Frau vor, die einen unsicher-desorganisierten Bindungsstil aufweist. Dieser Bindungsstil wird bei Stress aktiviert. So wird die Anspannung sehr hoch sein, wenn diese Studentin ins Examen geht. Aufgrund ihrer traumatischen Erfahrungen werden Erwartungen aktualisiert, angegriffen und abgewertet zu werden. Aufgrund dieser Erwartung gelingt eine Regulation der Spannung vermutlich sehr schwer. Vielleicht wird es zu Blackouts kommen, sodass Denken nicht mehr möglich ist. Eine Affektregulation, die ein Bestehen des Examens ermöglicht, wird so schwerlich gelingen.

Stellen wir uns wieder den sicher gebundenen Mann vor, der bei innerer Bedrängnis recht zuverlässig die Aufmerksamkeit und Unterstützung seiner Eltern erfahren hat. Kommt er als Patient zu uns, so wird er wahrscheinlich relativ schnell seine Not und sein Anliegen vermitteln können.

Anders wird es bei der Studentin sein, die aufgrund von traumatischen Erfahrungen unsicher-desorganisiert gebunden ist, wenn es um Hilfeersuchen geht. Diese Frau wird es uns schwermachen, sie zu verstehen, weil sie ihre Not und Befindlichkeit kaum direkt ausdrücken kann. Ihre unbewussten Erwartungen an uns werden von der erfahrenen Gleichzeitigkeit von Bindungssuche und Angst vor Gewalt geprägt sein. Sie wird sich uns sehr widersprüchlich und in vielleicht sehr sprunghaften Schilderungen zeigen. Das Hilfeersuchen ist in Resonanz mit den Bewältigungsstrategien gekommen, die wir als unsicher-desorganisierten Bindungsstil kennzeichnen.

Bindungsstile und Affektregulation hängen – zusammenfassend gesagt – also eng zusammen, je nachdem, welcher Bindungsstil in einer bestimmten Situation innerlich abgerufen wird. Bindungsstil und Affektregulation sind zwei Seiten einer Medaille.

Soziale Zuschreibung von Bedeutung

Zusammenfassung: Bradd Shore benutzt den Begriff der *role models,* um den gesellschaftlichen Einfluss bei der Entstehung innerer Bewertungen von Erleben und Verhalten zu beschreiben. Dieser Begriff meint kulturell-gesellschaftlich tradierte Wertesysteme. Wie sind Erleben und Verhalten in den Gruppen, in denen wir uns bewegen, sozial konnotiert? Übernehmen wir diese oder lehnen wir sie ab? Welche Bedeutung haben die Familie und deren unbewusste Wertesysteme bei der bewertenden Resonanzbildung unseres eigenen Erlebens und Verhaltens?

Wie kommt ein Gefühl von Bedeutung zustande? Die Affektforschung hilft hier weiter. Krause (1998) beschreibt verschiedene Module, aus denen sich affektive Vorgänge zusammensetzen. Eines dieser Module betrifft die Bedeutungsgebung von Affekten und deren handlungsrelevante Auswertung.

Das Erleben von Affekten ist eng mit deren innerer Bewertung verknüpft. Affekte sind spontane Vorgänge. Ihre kognitive Bewertung hat unbewusste und bewusste Aspekte. Wir internalisieren die Bewertung unseres Erlebens durch Identifikationen mit Bewertungssystemen, die in unserer Familie und deren sozialer Einbettung in Gruppen vorhanden sind. Bradd Shore (1996) nennt diese sozialen Bewertungssysteme *role models.*

Denken Sie an eine Familie, in der es aus religiösen Gründen nicht erlaubt ist, Neid zu empfinden. Dann wird ein Kind, das Neid empfindet, lernen, dass es nicht in Ordnung ist, sich so zu fühlen. Es wird vermutlich Neid verdrängen und möglicherweise mit Schuldgefühlen reagieren, wenn es diese Emotion empfindet. Dies wird Auswirkungen auf sein Selbstwertgefühl haben. Zentral dabei ist die Bewertung des Affekts. Dieser stammt aus einer Übernahme der familiären Normen.

Eine andere Familie mag den Neidaffekt nicht so tabuisieren. Ein Kind aus dieser Familie erlebt vielleicht Neid auf ein anderes Kind, das gut ein Instrument spielt. Es spricht mit seinen Eltern darüber. Diese vermitteln ihm, dass in diesem Fall Neid ein guter Antrieb dafür ist, selbst ein Instrument zu lernen. Der Neid könnte motivieren, so lange zu üben, bis es dieselben Fertigkeiten entwickelt hat wie das ursprünglich beneidete Kind. Sein Selbstwertgefühl würde dann nicht beeinträchtigt werden, wenn es Neid empfindet.

Ein anderes Beispiel zeigt auf, wie vielschichtig die kognitive Bewertung von Affekten sein und zu welchen Konflikten sie führen kann. Ich behandelte eine junge Studentin aus einer türkischstämmigen Familie. Sie war in Deutschland geboren, die Eltern als Gastarbeiter nach Deutschland gekommen. Der Vater war gestorben, die Mutter lebte zurückgezogen in der Ursprungsfamilie. Sie vermittelte ihrer Tochter ein streng religiös und traditionell geprägtes Frauenbild. Meine Patientin lehnte dieses Rollenbild bewusst ab. Sie empfand sich als aufgeklärte, westlich geprägte und selbstbestimmte Person und lebte ihre vitale Sexualität offen aus. Sie studierte ein anspruchsvolles Fach. Konsultationsgrund waren eine zunehmende depressive Verstimmung und Arbeitsstörungen.

Im Laufe der Behandlung entdeckten wir eine Spaltung in der Bewertung ihrer sexuellen Gefühle. Die bewusst genossene und positiv erlebte Sexualität traf unbewusst auf ein Normensystem, das dem der Mutter entsprach. Eine Frau, die offensiv sexuell lebte, wurde in diesem Normensystem als »Schlampe« und als minderwertig betrachtet. Es kam zu unbewussten Schuld- und Schamgefühlen, die die Selbstwertregulation absenkten und zu einer depressiven Verstimmung geführt hatten. Meiner Patientin war dies zu Anfang der Therapie völlig unbewusst. Wir hatten es mit einer Spaltung in eine bewusste und eine unbewusste Bewertung sexueller Gefühle und Aktivitäten zu tun. Ein großer Anteil der Behandlung bestand in der Aufdeckung dieses Konflikts.

Dieses Beispiel kann illustrieren, wie eng die Identifikation mit den Normen unserer Bezugsgruppen, sei es die Familie, seien es größere soziale Zugehörigkeiten, die Resonanz mit internalisierten Bewertungsmaßstäben beeinflusst. Diese bilden den Referenzrahmen für die Bedeutungsgebung von Erleben und Verhalten, die bewusste und unbewusste Anteile hat.

Bradd Shore weist auf einen weiteren Zusammenhang hin, der für unser Verständnis von Resonanz aufschlussreich ist. *Role Models*, wie er sie nennt, sind tradierte Vorgaben über passendes und in einer Gruppe akzeptiertes Erleben und Verhalten. So zu empfinden und sich so zu verhalten, wie es der Inhalt des *role models* vorgibt, ist identitätsstiftend. Es vermittelt eine Gruppenzugehörigkeit. Identifikation mit sozialen Normen hat also auch mit dem Gefühl der Gruppenzugehörigkeit zu tun.

Vor einer Weile las ich die Chronik einer Familie aus dem Zweiten Weltkrieg. Die vier Brüder, Soldaten im Offiziersrang, korrespondierten mit den Eltern und den Schwestern. Die Briefe zeigten, dass die Söhne den Krieg fraglos akzeptierten, obwohl sie aus einer Pfarrersfamilie stammten. Was man hier sehen konnte, war, wie sehr die Propaganda des Regimes zu einer Übernahme der positiven Bewertung des Krieges geführt hat.

Vieles von dem, was Therapeutinnen und Therapeuten in ihren Ausbildungen lernen, ist von den Vorgaben der *role models* beeinflusst. Wie verhält man sich als Verhaltenstherapeutin? Wie als Analytiker? Was prägt eine Psychodramatikerin? Was geben uns unsere Supervisoren vor, wie wir zu intervenieren haben? Welche Werte, welche Rollenvorstellungen werden in den einzelnen therapeutischen Schulen vermittelt? Finden wir uns in ihnen wieder oder geraten wir mit Anregungen in Konflikt, die uns Supervisorinnen und Supervisoren geben? Die Entwicklung hin zu einer gefestigten Identität als Psychotherapeutinnen und -therapeuten ist von einer Auseinandersetzung mit solchen *role models* geprägt. Für sich herauszufinden, welche davon man sich zu eigen machen kann und welche abgewandelt oder nicht übernommen werden, ist wohl ein lebenslanger Prozess.

Gegenwarts- und Veränderungsmoment[1]

Zusammenfassung: Bei der Erforschung der Wirkmechanismen in Therapien hat die Forschungsgruppe um Daniel Stern (die Boston Change Process Study Group) wichtige Beobachtungen darüber geliefert, wie Begegnung aussieht und wie sie zu Veränderungen beiträgt. Die Begriffe des Begegnungs- und des Veränderungsmomentes beschreiben konkrete Interaktionen, die sich spontan ereignen und die kurativ wirken. Stern, Kolleginnen und Kollegen beschäftigen sich mit der affektiven Qualität solcher Szenen und deren Wirksamkeit.

Neben der Wirkung der bewussten Einsicht trägt die fein ineinandergreifende unbewusste Interaktion zwischen den Beteiligten wesentlich zu Veränderungen bei. Vor allem die Affekt-, Baby- und Neuroforschungen unter Nutzung bildgebender Verfahren haben versucht, die nonverbale und affektive Kommunikation zwischen Patientinnen und Patienten sowie Therapeutinnen und Therapeuten zu erkunden. Heute wissen wir, dass die affektive Antwort der behandelnden Person im Kontakt mit dem Patienten oder der Patientin einen wesentlichen Motor für das psychische Wachstum letzterer in der Therapie darstellt. Der therapeutische Prozess besteht aus einer wechselseitigen, unbewussten und sehr schnellen gegenseitigen Beeinflussung. Von beiden wird ko-konstruiert, was sich als Gesprächsinteraktion zeigt.

Die Boston Change Process Study Group hat sehr detailliert gezeigt, wie individuell therapeutische Gespräche sind und wie wenig sich der Ablauf dieser Gespräche voraussagen lässt. Sie beschreiben eindrücklich den Improvisationscharakter therapeutischer Gespräche. Trotz der improvisatorischen Abläufe folgen diese Gespräche einer inneren Prozesslogik: Die Anhebung der Fähigkeiten zur Affektregulation aufseiten des Patienten oder der Patientin gibt der gemeinsamen Improvisation eine Richtung. Was spontan und ungeplant passiert, basiert auf dem, was die Autorinnen und Autoren um Stern »Begegnungsmomente« nennen. Sie können zu sogenannten »Veränderungsmomenten« führen, die als elementar veränderungswirksam angesehen werden.

---

1 Dieses Kapitel enthält Teile einer früheren Veröffentlichung; siehe dazu Neumann & Naumann-Lenzen (2017, S. 105ff.).

Veränderungsmomente stellen kurzzeitige, für den Patienten und die Therapeutin unerwartet neue Begegnungserfahrungen dar, in denen der Patient oder die Patientin mithilfe der behandelnden Person eine neue Bewältigung seiner Affekte erleben kann. Diese Erfahrungen werden später generalisiert. Dabei wird implizites Beziehungswissen und damit implizite Affektregulation verändert. Das führt langfristig zu neuen Fähigkeiten der Affektverarbeitung, die dem Patienten oder der Patientin später auch ohne Hilfe des Therapeuten oder der Therapeutin zur Verfügung stehen.

Veränderungsmomente *(moments of change)* können nicht willentlich herbeigeführt werden. Sie sind Ergebnis einer wachsenden, affektiven Einstimmung der beiden Partner. Hierin liegt ein nicht zu vermeidendes Moment an Unsicherheit und Unberechenbarkeit im therapeutischen Gespräch. Dass dies so ist, liegt in der Natur menschlicher Kommunikation begründet.

> »Trotz der negativen Konnotation des Wortes Ungenauigkeit betrachten wir das damit bezeichnete Phänomen als eine Eigenschaft, die auf der Ebene der Mikrovorgänge sämtlicher dyadischer Vorgänge unvermeidlich und ihr inhärent ist. Und statt diese Ungenauigkeit für problematisch zu erachten, schreiben wir ihr eine ausschlaggebende Bedeutung für die Erzeugung neuer Möglichkeiten psychotherapeutischer Veränderung zu« (D.N. Stern & The Boston Change Process Study Group, 2012, S. 125).

Bromberg (2006) nennt dieses Moment »The Uncertainty Principle«, also das »Unsicherheitsprinzip«.

Schränken aufseiten der Patientinnen und Patienten frühere, implizite Beziehungserfahrungen – also Erwartungen an die Situation – die Flexibilität in der Anpassung an neue Situationen ein, kommt es häufig zu den Symptomen, deretwegen sie uns aufsuchen. Deshalb ist es immer wieder nötig, die sich entfaltenden habituellen, hinderlichen Überzeugungen und affektiven Dysregulationen aufseiten des Patienten oder der Patientin, die sich in das Gesprächsmuster einweben, zu bearbeiten und zu verändern. Gelingt dies, kann es zu neu gestalteten Begegnungen und den damit verbundenen neuen Wegen der Affektregulation kommen, die darin spontan beschritten werden.

Dann kommt es zu der Erfahrung, dass anders als gewohnt mit Einschränkungen der Affektregulation umgegangen werden kann. Treten solche Erfahrungen in der Behandlung auf, bezeichnet Stern sie mit den Begriffen

»Begegnungsmoment« bzw. »Veränderungsmoment«. Das sich dabei neu bildende, implizite Beziehungswissen hat auch eine Neuformierung der jeweiligen Affektregulation zur Folge. Ob sich so ein Begegnungs- und Veränderungsmoment, also etwas Neues zwischen den beiden Beteiligten, ereignet, spürt man sofort an einer sich verändernden Intensität, ganz ähnlich, wie man es in der Musik erleben mag. So kann einem im Konzert plötzlich ein Schauer den Rücken herunterlaufen, oder unwillkürlich sagt man zu seinem Nachbarn: »Wow, das grooved jetzt aber, da geht die Post ab.«

Ähnlich ist es im therapeutischen Gespräch: Wenn etwas Neues entsteht, spürt man es genauso. Im Jazz und in der Psychotherapie gilt: »It Don't Mean a Thing If It Ain't Got That Swing.« Duke Ellington schrieb diese Titelzeile zu einem von ihm komponierten Jazz-Klassiker schon in den 30er Jahren des vorigen Jahrhunderts. In der analytischen Literatur findet sich zu diesem Erleben der Begriff der Präsenz. Das Erleben von Präsenz zeichnet sich durch eine fokussierte Aufmerksamkeit aus. Präsenzeffekte entstehen im unmittelbaren Kontakt. Zeitlich begrenzt sind sie sehr körperlich und deutlich erfahrbar (Schmidt, 2014). Wir wissen heute um den Wert dieser Vorgänge, in denen ein direkt spürbarer und unmittelbarer menschlicher Kontakt zwischen Patient oder Patientin und Behandler oder Behandlerin stattfindet. Sie tragen entscheidend zur Veränderung des Patienten oder der Patientin während der Behandlung bei.

Durch Begegnungsmomente verändert sich auch der Therapeut oder die Therapeutin mit. Die Beziehung ändert sich. Begegnungsmomente verändern das System Patient–Therapeut als Ganzes. Dabei greifen zwei Veränderungsprozesse ineinander: die Erarbeitung der Bedeutung von dem, was der Patient oder die Patientin erlebt hat und noch erlebt, und die sich spontan einstellenden Begegnungs- und Veränderungsmomente (die präsentischen Momente). Es ist die Summe dieser beiden Prozesse, die eine große Veränderungskraft in sich trägt.

Es geht um eine enge Verflechtung von präsentischen Momenten und dem Erkennen der Bedeutung des Erlebens, um ein fortlaufendes Oszillieren zwischen Resonanz- und Bedeutungseffekten (ebd.). Um sich verändern zu können, muss sich der Patient bzw. die Patientin ein Verständnis dessen erarbeiten, was er oder sie erlebt und tut (das Sinnhafte), und braucht die direkt erfahrbare Begegnung und geteilte Erfahrung mit dem Therapeuten bzw. der Therapeutin. Letztere liegt hier im neuen, gemeinsamen Umgang mit bislang unbewältigten Gefühlen. Wie Bucci (2011) schreibt, heißt es im doppelten Sinne: »It Takes Two to Tango«.

Die Theorie der selbstorganisierenden Systeme

Zusammenfassung: Der Begriff »Selbstorganisation« entstammt der Systemtheorie. Er meint die Eigenart von biologischen Systemen, spontan Abläufe auszubilden, die das Überleben sichern. Biologische Systeme haben eine Tendenz, sich in einen höherfunktionellen Status der Anpassung an ihre inneren Bedingungen und die ihrer Umgebung zu bewegen.

Diese Konzeptbildung ist für das Verständnis therapeutischer Prozesse deshalb wichtig, weil sie einen Wirkmechanismus von Veränderungsprozessen beschreibt. Die Systemtheorie kennt den Begriff der Kopplung von Systemen. In unserem Fach meint dies das Paar Patient–Therapeut, das sich sozusagen »zusammenspannt«, mit dem Ziel, dem Patienten und der Patientin im Kontext der Lebensbewältigung zu helfen. In manchen Situationen entsteht dann zwischen den beiden spontan etwas Neues, neue Affektregulation. Langfristig stellt dies dem Patienten bzw. der Patientin einen kompetenteren Umgang mit sich und Anderen zur Verfügung. Die Vorstellung, dass spontane Entwicklung durch die selbstorganisierenden Eigenschaften von Systemen (das System Patient–Therapeut in diesem Fall) zustande kommt, erleichtert die Modellbildung therapeutischer Prozesse.

Zu den einflussreichsten Biologen, die sich mit der Theorie der Selbstorganisation biologischer Systeme beschäftigt haben, gehört Stuart Kauffman (1995). Seine wichtigste These lautet: »Ordnung entsteht von selbst.«

»Ordnung zum Nulltarif« nennt er dieses Prinzip: Die spontane Ausbildung von Ordnung gehört nach Kauffman zu den immanenten Eigenschaften biologischer Systeme. »Ordnung« bedeutet in diesem Zusammenhang regelhafte Funktionsabläufe, die ein biologisches System aufweist. Sie sichern seine Existenz.

Was könnte im Bereich der Psychotherapie mit »Ordnung« gemeint sein? Es handelt sich dabei um die erworbene und gleichsam habitualisierte Vielfalt von Erlebens- und Verhaltensweisen. Unsere Alltagsroutinen, festgefügte Tagesstrukturen, die wir uns setzen, zum Beispiel der tägliche Kaffee am Morgen, aber auch komplexe Fähigkeiten zur Affektregulation – all dies sind Beispiele für ordnende Strukturen, die wir geschaffen oder entwickelt haben.

Allein wenn Sie aus Zeitgründen den morgendlichen Kaffee nicht mehr trinken konnten, weil Sie verschlafen haben und zur Straßenbahn hetzen mussten, wird diese Durchbrechung Ihrer morgendlichen Routine Auswirkungen auf Ihr Lebensgefühl an diesem Tag haben. Vielleicht sind Sie erstmal nicht gut gelaunt, fühlen sich irritiert. Erst, wenn Sie dann im Büro Ihren ersten Kaffee getrunken haben, geht es Ihnen besser. Das Ritual des morgendlichen Kaffeetrinkens stellt eine ordnende Handlung dar, die ihr Lebensgefühl beeinflusst und stabilisiert.

Nicht nur im Bereich der Verhaltensweisen findet sich Ordnung. Verlässlich abrufbare Fähigkeiten zur Affektregulation stellen ebenfalls Ordnungssysteme der Psyche dar. Denken wir zum Beispiel an Situationen im Beruf, in denen wir unter Stress geraten. Die Fähigkeit zur Bewältigung von Stress, auf die wir verlässlich zurückgreifen können, stellt ein Beispiel für innere Ordnungsbildung im Sinne einer abrufbaren Fähigkeit dar.

So ging es mir beim Schreiben dieses Manuskriptes oft so, dass ich Zusammenhänge nicht direkt klar ausdrücken konnte. Potenziell könnte dieses Unvermögen Stress verursachen. Da ich aber eine Arbeitsroutine ausgebildet hatte, die klare Formulierungen erst schrittweise erzeugt, konnte ich auf diese Routine zurückgreifen. Ich musste nicht direkt komplizierte Dinge klar und einfach ausdrücken, sondern konnte darauf vertrauen, dies Schritt für Schritt entstehen zu lassen. Diese Art des Schreibens und die damit zusammenhängende Regulation potenziellen Stresses stellt eine Art psychischer Ordnungsbildung dar. Diese setzt sich aus bewussten Überlegungen und unbewusst ablaufenden Regulationen zusammen. Treffen wir bei unseren Patientinnen und Patienten strukturelle Defizite an, so können wir von wenig vorhandener psychischer Ordnung bei den Fähigkeiten zur Affektregulation sprechen.

Stuart Kauffman postuliert, dass biologische Systeme die ihnen immanente Eigenschaft aufweisen, unter geeigneten Bedingungen spontan Ordnung entwickeln zu können. Für unser Fach heißt das, dass wir zweierlei gleichzeitig bewerkstelligen müssen: ausreichend für die Labilisierung der unangepassten, neurotischen Verarbeitungsweisen sorgen und dem Patienten oder der Patientin in dieser Phase der Unsicherheit geeignete emotionale Stützen anbieten.

Dies führt den Menschen in den Randbereich des Chaos, wie es Galatzer-Levy formuliert. Wachstum im Sinne einer Erweiterung und Flexibilisierung von Affektregulation ist nur möglich, wenn in diesen labilen Übergangsphasen zwischen Patientinnen und Patienten sowie Therapeutinnen und Therapeuten immer wieder und von Moment zu Moment auf ein Einhalten ausreichender Sicherheit geachtet wird. Gelingt dies nicht, entsteht zwar trotzdem spontan eine neue Ordnung, allerdings auf einem niedrigeren Funktionsniveau. Auch dies bedeutet Anpassung. Allerdings geht es dann mehr um eine Anpassung an die innere Bedingung einer ansteigenden Angst als um die Ausweitung von Erlebens- und Verhaltensweisen. Es entsteht eher Rigidität als Flexibilität im Umgang mit den betreffenden Affekten.

Ein kombiniertes System von Patientin oder Patient und Therapeutin bzw. Therapeut neigt ebenfalls zur spontanen Ordnungsbildung. Dies bedeutet, dass sich unter geeigneten Bedingungen in diesem System spontan Abläufe (also Ordnung) zur Regulation der verhandelten Affekte bilden. Beide Beteiligten entwickeln im Laufe der Zeit gemeinsam Interaktionsformen, die wie Rituale bei der Bewältigung schwieriger Affekte funktionieren. Dies geschieht häufig weitgehend unbewusst, also implizit. Solche Abläufe gehören dann dem dyadischen, interaktionellen Unbewussten des Systems Patient–Therapeut an. Diese unbewussten Vorgänge stellen ebenfalls eine Ordnungsbildung dar.

Zentral an Kauffmans Gedanken ist die Vorstellung, dass wir darauf vertrauen können, dass sich neue Lösungen finden werden, wenn wir nur genügend darauf achten, dass die erlebte Sicherheit innerhalb der Therapiebeziehung ausreichend ist. Erneut weise ich darauf hin, dass es keine standardisierten Rezepte gibt, wie wir dabei unseren Beitrag leisten können. Psychodynamisches Arbeiten nutzt die Gestaltung der Beziehung durch unbewusste Einflüsse der Beteiligten. Je nach Gesprächssituation kann zum Beispiel eine Deutung, die ein kognitives Verständnis ermöglicht, eine nonverbale Geste, eine Nachfrage, die Interesse signalisiert, oder vieles andere das Sicherheitsgefühl anheben. Ausführliche Überlegungen finden sich hierzu im Teil über die Behandlungspraxis.

Selbstaktualisierungstendenz in der menschlichen Entwicklung

Zusammenfassung: Die Selbstaktualisierungstendenz bezeichnet in der humanistischen Psychologie eine dem Menschen innewohnende Kraft, sich zu entwickeln und als Person zu wachsen. Selbstverwirklichung als Ausdruck der Persönlichkeit ist dabei der Motor. Sie ist ein Spezialfall der Selbstorganisation biologischer Systeme.

In diesem Kapitel finden sich Überlegungen, wie wir als Behandelnde diese Selbstaktualisierungstendenz unterstützen können. Dabei ist unsere Orientierung an dem *window of tolerance* des Patienten oder der Patientin, was die Bearbeitung des aversiven Materials angeht, zentral. Gefühlte Sicherheit ist hier der Schlüssel zur Entwicklung.

Die Selbstaktualisierungstendenz des Menschen entspringt – folgen wir Kauffman – aus der Eigenschaft eines biologischen Systems zur spontanen Ordnungsbildung. Evolutionär erscheint eine solche Selbstaktualisierungstendenz sinnvoll: Veränderungen der Umgebungsbedingungen von Systemen oder in deren innerem Zustand erzeugen einen Anpassungsdruck. Biologische Systeme weisen eine immanente Fähigkeit zur Entwicklung zu einem besser angepassten Zustand als vorher auf.

Hier liegt der psychotherapeutische Hase im Pfeffer: Die Aktualisierungstendenz in einen höher funktionellen Zustand wird dann unterbrochen, wenn Regulationsprozesse unangepasst, starr, also neurotisch sind. Verändern kann sich das erst, wenn das gemeinschaftlich gebildete System zwischen Therapeut und Patient, Therapeutin und Patientin, genug in den Grenzbereich zum Chaos gekommen ist und ausreichend Sicherheit bietet, damit eingefahrene Regulationsmodi ohne allzu viel Angst aufgegeben werden können. Meiner Erfahrung nach kommt es regelmäßig dazu, wenn wir dazu beigetragen haben, dass genügend Sicherheit etabliert ist.

Neurotisch erstarrte Mechanismen, die eine Anpassung erschweren, können sich nur dann verflüssigen, wenn die Gefahren, vor denen sie ursprünglich schützen sollten, dem Menschen bewältigbar erscheinen. Damit dies möglich wird, werden wir uns an zwei zentralen behandlungstechnischen Maximen orientieren können:

➢ Es geht um die punktuelle Einflussnahme in Richtung Sicherheit, immer wieder und von Moment zu Moment. Das könnte zum Beispiel durch Konfliktbearbeitung und/oder strukturanhebende Interventionen geschehen, je nachdem, was gerade ansteht. Auch andere, eher nonverbale Einflussnahmen auf das Beziehungsgeschehen spielen hier eine große Rolle. So kann eine Veränderung in unserer Körperhaltung zum Beispiel Zuwendung signalisieren, gerade in Momenten, in denen sich ein Patient bzw. eine Patientin vermehrt konflikthaftem Material annähert. Dieses körpersprachliche Signal kann das Sicherheitsgefühl des Patienten bzw. der Patientin erhöhen. Sicherheit können zum Beispiel auch Deutungen geben, die einen Zusammenhang erhellen, der bislang unverstanden war.

- Zentral ist ebenso die Orientierung auf das *window of tolerance* der Affektregulation aufseiten des Patienten oder der Patientin. Die Beachtung seiner Grenzen ist die wesentliche Handlungsanweisung in Therapien. Wir muten dem Patienten oder der Patientin durch unsere Behandlungsführung nur das zu, was er oder sie im Augenblick verkraften kann.

Orientieren wir uns an diesen beiden Grundsätzen, so können wir mit erhöhter Wahrscheinlichkeit einen emergenten Genesungsprozess erwarten, der die Wirkung der Selbstaktualisierungstendenz des Menschen wieder ermöglicht.

> »Selbstaktualisierungstendenz und Übergang in einen funktionell höherwertigen Zustand:
>
> Alle biologischen Systeme besetzen Nischen – entweder hochspezialisiert eine eng umschriebene (mit dem hohen Risiko, dem Selektionsdruck nicht begegnen zu können, wenn die sich wandelt) oder sie sind Generalisten, die viel Umwelt- oder Nischenvarianz im Sinne der erforderlichen Anpassungsleistung tolerieren können.
>
> Diesen Selektionsdruck kann man als den Bereich des edge of chaos beschreiben – hier entscheidet sich alles. Diesen Bereich generieren wir ›künstlich‹ in der Therapie, d. h., wir simulieren einen reduzierten (!) Selektionsdruck unter Beachtung des window of tolerance und stimulieren so (hopefully!) die Selbstaktualisierungstendenz in Richtung Anpassung« (Naumann-Lenzen, 2021, Mitteilung per E-Mail).

Unser Organismus will Lösungen für neue Herausforderungen finden, das ist uns biologisch in die Wiege gelegt. Neue Lösungen bedeuten aus darwinistischer Sicht eine neue Anpassung.

Die von Naumann-Lenzen erwähnte Nischenexistenz könnte man so beschreiben: Es gibt Familien, in denen die Bindungssituation dazu führte, dass manche Fähigkeiten zur Affektregulation nur beschränkt entwickelt werden konnten, also strukturelle Defizite der Affektregulation entstanden oder sich neurotische Symptombildungen entwickelten. Dies ermöglicht nur eine sehr begrenzte Anpassung an Situationen, die emotional aufwühlend waren.

Es entwickelt sich dann eine eher mangelnde Ausstattung zur Bewältigung affektiver Spannungszustände. Neurotische Symptome sind eine in der Entstehungssituation optimale Anpassung, die unter anderen Bedingungen nicht mehr funktionell ist. Die so entstandene mangelnde Flexibilität – sei es aus mangelnden strukturellen Fähigkeiten oder neurotischer Einengung – kann man als ein Verbleiben in der Nischenexistenz der starren Anpassung begreifen.

Die Selbstaktualisierungstendenz kann als »Attraktor« bezeichnet werden. Er beinhaltet einen Zustand der optimalen Anpassung. Dies kann eine Anpassung an veränderte innere, aber auch äußere Bedingungen betreffen. Psychotherapeutisches Handeln zielt also auf die Lockerung einer womöglich bestehenden Blockade des Selbstaktualisierungsattraktors.

Ein ausführliches Behandlungsbeispiel soll diese abstrakten Gedanken ins Anschauliche übersetzen. Denken Sie an meinen Patienten, der folgende zentrale unbewusste Fantasie hatte: »Wenn ich erkennbar bin, werde ich vernichtend angegriffen.« Diese Fantasie kann man mit dem Begriff des Attraktors fassen. Die phobische Symptomatik des Patienten diente dazu, nicht in den Bereich der Wirksamkeit dieses Attraktors zu kommen. Die therapeutische Arbeit bestand lange Zeit darin, diesen Attraktor zu identifizieren. Dann konnten die Vermeidungsstrategien als Trajektorien beschrieben werden, die um die Wirksamkeit dieses Attraktors herumführen sollten. Hier hieß es nicht: »Alle Wege führen nach Rom«, sondern genau umgekehrt: »Kein Weg darf nach Rom führen.« Es gab also einen Attraktor, der zur Vermeidung eines anderen Attraktors diente. Dieser bestand aus folgendem Satz: »Ich muss alles tun, um nicht sichtbar zu werden.« Jede phobische Vermeidung ließ sich also als Trajektorie dieses Attraktors beschreiben.

Man kann also eine solche Abfolge von Abwehrprozessen als Schichtung von Attraktoren beschreiben. Diese Art der Abwehrprozesse hat durchaus eine das Überleben sichernde Funktion. Sie schützt vor dem unregulierten Absturz über den Rand des Chaos hinaus. Man kann von einer Art »Wächterfunktion sprechen« (Dudler, 2022, mündliche Mitteilung).

In der Therapie des genannten Patienten ermöglichte ein Abschwächen des ersten Attraktors die schrittweise Erprobung dessen, ob der gefürchtete zweite Attraktor wirksam werden würde. In unseren Gesprächen war in Situationen, in denen mein Patient auch zwischen uns sichtbar zu werden drohte – also ich seine Gedanken, Gefühle und Ansichten erfahren würde –, eine für mich spürbare Verunsicherung bei ihm wahrzunehmen. Ein klassisches Vorgehen wäre eine Übertragungsbearbeitung gewesen.

Es hatte sich aber zwischen uns eine andere Umgangsweise entwickelt, die immer wieder für Sicherheit sorgen konnte. Wir fingen in solchen Gesprächsphasen an, eher mimisch-pantomimisch miteinander zu agieren. Zunächst eher unwillkürlich, und später dann – um die Wirkung wissend – begann ich, seine ängstliche Stimmung fast übertrieben körpersprachlich auszudrücken. So konnte ich zum Beispiel »oh je« sagen und dies mit einem Einziehen des Kopfes in die Schultern und leicht aufgerissenen Augen begleiten. Eine solche Intervention stellt eine Mischung von verbal-sprachlicher und körpersprachlicher Einflussnahme dar. Im Sinne einer markierten Spiegelung hatte ich mich in beiden Kanälen eine Spur übertrieben ausgedrückt und so erkennbar gemacht, dass es sich um seine Angst und nicht um meinen Zustand handelte. Mein Patient nahm diese Körpersprache oft auf und doppelte sie. So konnte er dann zum Beispiel mit einem »Uff« reagieren und dies mit einem Zusammensacken des Oberkörpers begleiten. Diese gemeinsame Umgangsweise stellte eine Synchronisation zwischen uns beiden dar. Sie vermittelte ihm Sicherheit dadurch, dass er erfuhr, dass ich ihn in solchen Momenten, in denen er erkennbar wurde, nicht angriff.

Im Laufe der Zeit sprachen wir über diese sich zwischen uns spontan entwickelte Kommunikationsform. Wir nannten sie: »Wir machen mal wieder ›Micky Maus‹ zusammen.« Ich deutete diese Situationen nie im Sinne einer Übertragungsbearbeitung. Dies war nicht nötig, hatte sich doch spielerisch ein kurativer Umgang für seine in der Übertragung auftretenden Ängste entwickelt. So fand eine Veränderung seines impliziten Beziehungswissens und damit eine Veränderung der Angstregulation statt.

Zum damaligen Zeitpunkt war es für mich entscheidend, engmaschig durch Intervision zu überprüfen, ob tatsächlich eine verbale Übertragungsbearbeitung notwendig sein würde. Letztlich verzichtete ich darauf. Die Außensicht aus der kollegialen Besprechung führte zu einer Kontrolle der Frage, ob eine Nutzung eines körpersprachlichen Interventionskanals vorlag oder ob es sich um Gegenübertragungsagieren handelte. Dies schuf bei mir Sicherheit.

In der biologischen Sprache von Stuart Kauffman formuliert: Bei unserem »Micky-Maus-Spiel« handelte es sich um eine spontane Ordnungsbildung zwischen uns, da es eine Regulation für beängstigende Affekte des Patienten in der Sitzung ermöglichte. Diese Ordnungsbildung war ein emergentes Phänomen. Unser System – mein Patient und ich als Gesamtsystem – hatte eine spontane Anpassung in Richtung einer höheren Funktionalität entwickelt. Höhere Funktionalität deswegen, weil langfristig ein neues implizites Beziehungswissen bei ihm und damit eine adäquatere Regulation seiner unbewussten Ängste entstanden war.

Behandlungstechnisch war immer wieder die Überprüfung wichtig, ob es zum Beispiel in beruflichen Situationen realistisch war, mit Angriffen von Kollegen zu rechnen. Eine reine Entkräftung des Attraktors wäre zu einfach gewesen. Es ging auch darum, zu prüfen, ob tatsächlich Gefahr drohte. So konnte langfristig ein neuer Attraktor entwickelt werden: »Erkennbar zu werden verschafft mir viele Möglichkeiten, mich befriedigend verwirklichen zu können.«

Die Ausdehnung möglicher Trajektorien im Phasenraum dieses Attraktors bestanden in der Ausweitung seines Verhaltensspielraums. So konnte er sich zunehmend in Sitzungen äußern, Konzepte entwickeln und darstellen sowie wieder Brücken und Plätze überqueren. Die Variabilität seiner Anpassung vergrößerte sich zunehmend, umso mehr der »Katastrophenattraktor« an Wirksamkeit verlor. Ebenso wichtig war es, die eigenen Grenzen zu erkennen und zu tolerieren, innerhalb derer er sich mit einem Gefühl der Sicherheit bewegen konnte.

Der »Katastrophenattraktor« als solcher diente also immer als eine Art Referenz, die geprüft werden musste, um sich situationsangemessen verhalten zu können. Wurde der Patient zum Beispiel vor einem wichtigen Meeting nervös und ängstlich, besprachen wir auch, von welchen Kolleginnen und Kollegen aufgrund welcher Interessen Angriffe zu erwarten waren. Dies diente der Übung seiner realistischen Wahrnehmung und der Etablierung eines Signalsystems für innere oder äußere Gefahren. In der Folge konnten die inneren Signale verhaltensrelevant genutzt werden. Ausbildung und Auswertung der inneren und äußeren Wahrnehmung ermöglichten eine Umformung der übermäßigen, diffusen Angst zur Signalangst und deren Berücksichtigung. Es handelte sich also um den Aufbau einer psychischen Struktur, die zuvor von Panikzuständen zerstört worden war. Im Darwin'schen Sinne ging es um die Ausweitung der Anpassungsmöglichkeit. Nach dem Abbau des zentralen hemmenden Attraktors konnte zunehmend die Selbstaktualisierungstendenz wirksam werden. Dabei entstand eine neue, spontane Ordnungsbildung in dem Sinne, dass neue Umgangsformen und eine Erweiterung der Erlebens- und Verhaltensmöglichkeiten des Patienten entstanden.

Selbstaktualisierungstendenz und Ordnungsbildung hängen also eng zusammen. Beide Konzepte beruhen auf derselben Annahme: Biologische

Systeme bilden spontan eine neue Anpassung und eine neue Ordnung aus, wenn die Bedingungen es erfordern und erlauben. »Selbstaktualisierungstendenz« meint genau dies.

Emergenz

> *Zusammenfassung:* Mit »Emergenz« wird ein Vorgang bezeichnet, bei dem ein System Eigenschaften entwickelt, die weder vorhersehbar sind noch willentlich erzeugt werden können. Diese Eigenschaften sind nicht aus den Merkmalen der Einzelkomponenten des Systems erklärbar. Dies meint der Satz: »Das Ganze ist mehr als die Summe seiner Teile.«

Auf einem Bein können wir uns nur hüpfend fortbewegen. Gebrauchen wir aber beide Beine, so können wir gehen. Aus der Bewegungsmöglichkeit jedes einzelnen Beines kann das Gehen nicht vorhergesagt werden. Durch das Zusammenwirken beider Beine entsteht eine Fortbewegungsart, die aus der Funktionalität jedes einzelnen Beines nicht erschlossen werden kann. Diese Eigenschaft unseres Bewegungsapparats, das Gehen, ist ein emergentes Geschehen. Sie entsteht, wenn wir zur Fortbewegung zwei Systeme, nämlich beide Beine, zu einem funktionellen System koppeln.

In psychotherapeutischen Behandlungen koppeln wir zwei Systeme zusammen, nämlich das des Patienten oder der Patientin und jenes von Therapeut oder Therapeutin. Sie beide ergeben ein übergeordnetes System. Dieses hat die Aufgabe, den Patienten oder die Patientin in seiner oder ihrer Entwicklung zu fördern. Meist geht es uns dabei um eine Anhebung der affektregulatorischen Fähigkeiten des Patienten oder der Patientin. Auch hier gilt: »Zusammen ist man weniger allein.« Als Patient-Behandler-Team bilden wir ein System unbewusster Affektverarbeitung. Unsere Aufgabe als Therapeutinnen und Therapeuten besteht darin, dafür zu sorgen, dass sich das Gesamtsystem Patient–Therapeut in einen höherwertigen Zustand der Affektregulation bewegen kann. Uns obliegt es, die Wahrscheinlichkeit von Emergenz zu erhöhen.

Manualisiert können wir Emergenz aber nicht ansteuern. Sie stellt eine spontane Produktion des Systems Therapeut–Patient dar. Aber wir können durch unsere Beziehungsgestaltung Bedingungen schaffen, bei denen sich die Wahrscheinlichkeit dafür erhöht. Unsere Aktivität als Therapeutinnen und Therapeuten hat dabei zwei Richtungen: Wir versuchen, Emergenz verhindernde Einflüsse zu identifizieren und zu bearbeiten, und eine Emergenz ermöglichende Beziehungsgestaltung bereitzustellen.

Zu einer solchen förderlichen Beziehungsgestaltung gehört es, dass zwischen den Beteiligten ein ausreichendes Maß an Bindungsresonanz erhalten bleibt. Unterschreitet das Maß an Bindungssicherheit ein für den Patienten, die Patientin, erträgliches Level oder sind wir selbst in zu großer Angst und Sorge oder haben Probleme mit dem Containing aversiver Affekte, so wird es zunächst darum gehen, das System zu stabilisieren, bis ein ausreichendes Niveau an Sicherheit erreicht worden ist. Dies wird dann die Wahrscheinlichkeit für emergente Entwicklungen wieder erhöhen.

Dass dies eine gemeinsame Regulationsaufgabe ist, spiegeln die Buchtitel mancher Literatur: Die Monografie von Thomas Fuchs (2009) spricht schon in ihrem Titel vom Gehirn als einem *Beziehungsorgan*; Joachim Bauer (2019) untertitelt sein Buch mit *Die Entstehung des menschlichen Selbst durch Resonanz*; Albrecht Boeckh (2019) nutzt die Überschrift *Die dialogische Struktur des Selbst*; Karin und Klaus Grossmann (2012) pointieren: *Bindungen: Das Gefüge psychischer Sicherheit.*

In Behandlungen kommt es darauf an, ausreichend Sicherheit in der Bindung zu den Behandelnden zu erhalten. Das Sicherheitsgefühl ist allerdings eine Variable, die schnellen Veränderungen im Laufe einer Sitzung unterliegt. Die Schwankungen des Sicherheitsgefühls innerhalb einer Sitzung sind davon abhängig, inwieweit aversives Material exploriert wird. Steigt das Unsicherheitsgefühl an, sei es zum Beispiel durch Angst oder Scham oder projektive Phänomene, so wäre der nächste Schritt die Untersuchung dieses Materials innerhalb eines *window of tolerance* zusammen mit dem Bereitstellen entsprechender, die Spannung absenkender Interventionen. Ist das Sicherheitsgefühl dann ausreichend wieder angestiegen, kann eine erneute Annäherung an aversives Material erfolgen. Es reicht also nicht, wenn wir sagen: »Das war eine gute Stunde heute.« In der jeweiligen Sitzung wird es Schwankungen gegeben haben, was den Prozess befördert hat und was nicht. Wir sind also dazu angehalten, »von Moment zu Moment« (Daniel Stern) zu betrachten, was förderlich war und was nicht.

Innersystemischer Informationstransfer

Bei der Stimulation von Entwicklungen nützt uns eine bestimmte Eigenschaft von Systemen: Diese besteht in der Möglichkeit eines Informationstransfers innerhalb des Systems. Auf psychische Prozesse angewandt, führen diese Überlegungen zu Folgendem: Wir bearbeiten mit dem Patienten oder der Patientin ähnliche Strukturen der Affektregulation, wobei es nicht wichtig ist, an welchen Themen wir diese Strukturen abhandeln.

Freuds Begriff des Durcharbeitens beschreibt diesen Mechanismus. Ab einer bestimmten Schwelle des Durcharbeitens kommt es dann zu Veränderungen im Gesamtsystem. »Steter Tropfen höhlt den Stein« – dieses Prinzip gilt auch hier: Es erfolgt eine generalisierte Modifikation sowohl der Affektregulation als auch der zugeordneten Kognitionen. Schließlich wird sich dies ebenso in einem Wandel der korporal-sensomotorischen Selbstregulation zeigen. Diese Veränderungen im ganzen System führen dann zu einer insgesamt anderen Funktionalität. Unser Patient oder unsere Patientin entwickelt sich. Er oder sie gewinnt bessere Möglichkeiten im Umgang mit den eigenen Gefühlen als vorher.

Aber wie geschieht das in Behandlungen konkret? Hier greift das Prinzip der Selbstähnlichkeit des Systems Psyche. Der Begriff »Selbstähnlichkeit« stammt ursprünglich aus der Mathematik. Benoît Mandelbrot (1987) erhielt für seine Arbeiten auf diesem Gebiet den Nobelpreis.

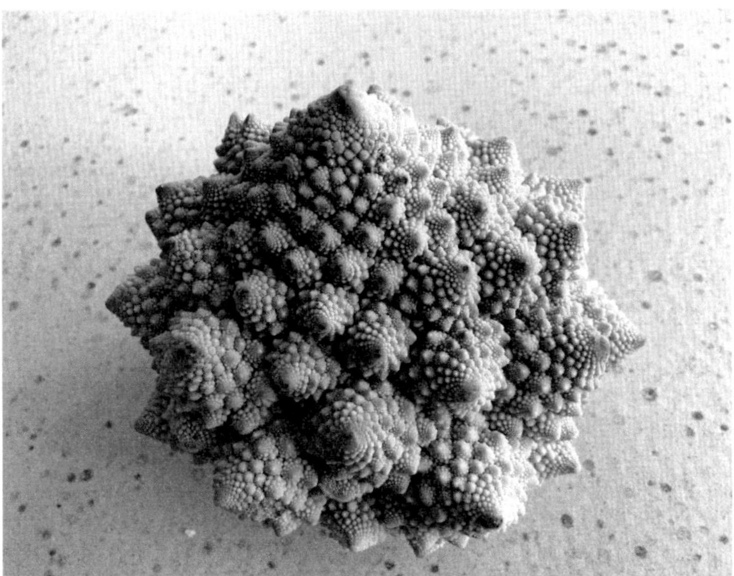

Abbildung 2: Eckhart Neumann, [ohne Titel] (2022)

»Selbstähnlichkeit« bedeutet: Teile eines Systems haben die gleiche Struktur wie das ganze System selbst.

Auch wenn der Begriff aus einem gänzlich anderen Bereich der Wissenschaft stammt, kann er auch beim Zugang zu psychischen Vorgängen helfen. Die Psyche, verstehen wir diese einmal grob reduzierend als das Gesamt unserer Affektregulationsmechanismen, weist eine überaus hilfreiche Eigenschaft auf: Verändern sich Teile unserer Affektverarbeitung, so hat dies Einfluss auf die gesamte Affektregulation. Um zu verdeutlichen, was die Prinzipien der Selbstähnlichkeit und der Symmetrie in Bezug auf psychische Vorgänge meinen, greife ich auf Bilder aus der Biologie zurück.

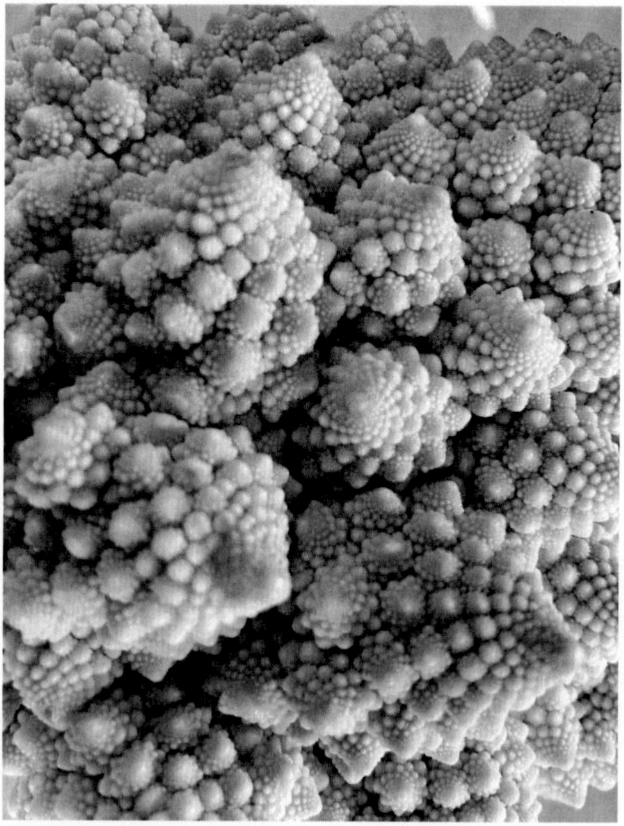

Abbildung 3: Eckhart Neumann, [ohne Titel] (2022)

Was bedeutet »Selbstähnlichkeit« hier? Die einzelnen Rosen des Gemüses sehen genauso aus wie das ganze Gebilde. Dieser Brokkoli ist symmetrisch aufgebaut. Schneiden wir eine Rose oder den ganzen Brokkoli durch, so sehen beide Hälften spiegelbildlich aus. In anderen Worten: Er weist Selbstähnlichkeit auf. Das Ganze sieht genauso aus wie seine Einzelteile.

Auf unsere Fähigkeiten zur Affektregulation übertragen, heißt das Folgendes: Man kann an jedem Thema dysfunktionale Muster durcharbeiten. Pars pro toto: Die Neubildung von Möglichkeiten der Affektregulation in einem Bereich, an einem Thema, hat Einfluss auf die Neubildung von Affektregulationsmöglichkeiten auch in anderen Bereichen, bei anderen Themen.

Die Psyche weist also Merkmale von Selbstähnlichkeit auf. Veränderungen in einem Teil des Systems werden von anderen, die ähnlich strukturiert sind, übernommen. Wesentlich ist dabei nicht das besprochene Thema, sondern die bearbeitete Affektregulation. Es kommt so zu einer Generalisierung der Neubildungen. Das ist der zentrale Ansatz der psychodynamischen Therapie: Durch eine in der Beziehung mit uns als Behandelnde erfahrene Veränderung des impliziten Beziehungswissens kommt es zu einem Transfer nach »Außen« im Umgang mit den Affekten, die in der Behandlungssituation abgehandelt werden. Der Umgang mit Affekten – deren Regulation – erfährt einen generalisierten Wandel.

Denken Sie an meinen Patienten mit dem »Micky-Maus-Spiel«, das wir teilten: Dieses gemeinsame Spiel in den Behandlungsstunden führte zu seiner Entängstigung innerhalb der Therapie und ermöglichte mit der Zeit durch die Veränderung des impliziten Beziehungswissens einen generell anderen Umgang mit seiner Angst vor vernichtenden Angriffen außerhalb des Behandlungszimmers. Die wachsende Kompetenz zur Affektregulation in den Behandlungsstunden führt durch Generalisierung zu flexibleren Fähigkeiten der Affektregulation im Alltag.

Dimensionen affektiver Resonanz

> *Zusammenfassung:* Vier Blickwinkel helfen bei der Beschreibung von Resonanz:
> - Art der Affekte
> - Verlaufskontur der Affekte
> - Stufen der Bewusstheit der Affekte
> - Ausbleiben von Affekten

Diese vier Charakteristika ermöglichen eine Beschreibung der Affektqualitäten, die bei Resonanzprozessen vorkommen. Eine weitere Differenzierung bei der Beschreibung von Resonanz wird möglich, wenn Begriffe wie »Rhythmus«, der bei Resonanzprozessen eine Rolle spielt, »Synchronisation« zwischen den Beteiligten, das »Energieniveau« von Affekten und die »Intensität« der Prozesse zu Hilfe genommen werden.

Art der Affekte

Affekte, die Resonanz begleiten, können vielfältig sein. Auch können Kombinationen oder eine Abfolge von Affekten auftreten. So mag zum Beispiel eine Musikerin, die ein Stück probt, Momente der Zufriedenheit mit dem erleben, was sie spielt. Dann befindet sie sich in einer speziellen inneren Resonanz mit ihrem Instrument. Kommt sie aber an eine Stelle im Stück, die sie noch nicht gut beherrscht, dann mag sie unzufrieden werden. Die affektive Resonanz hat sich also geändert. Nach dem Konzert zieht sie Bilanz: Vieles ist gut verlaufen, womit sie zufrieden und worauf sie stolz ist. Manches ist weniger gut gelungen, als sie es wollte: Damit mag sie weiterhin unzufrieden bleiben. Insgesamt könnte sie auch stolz auf ihre Leistung sein. Hier finden wir eine Mischung und Abfolge von Affekten, die die Resonanz in ihrer Verlaufsgestalt prägen.

Verlaufskontur der Affekte

Beim Auftreten von Affekten kann eine gänzlich verschiedene Affektkontur zu beobachten sein. »Affektkontur« meint die Art und Weise, wie die Spannungshöhe des Affektes auf- und abgebaut wird: Schnell anschwellend oder ein langsames Ansteigen, lange versus kurze Persistenz, ein jäher Abbau oder ein langsames Abklingen werden durch den Begriff der Affektkontur beschrieben. Ein plötzlich aufwallender Ärger über einen Mitreisenden im Zug, der laut telefoniert, oder ein langsam anwachsendes Gefühl der Freude, wenn Sie morgens in einem sonnenbeschienenen Wald spazieren gehen, sind Beispiele für Formen der affektiven Resonanz, die sich hinsichtlich der Art des Affekts und der Affektkontur (schnell hochschießend versus langsam anwachsend) unterscheiden.

Stufen der Bewusstheit

Die Resonanz, in der wir uns befinden, kann unterschiedliche Grade der Bewusstheit aufweisen. So könnten Sie sich zum Beispiel auf einer Autofahrt diffus unwohl fühlen, bis Sie merken, dass dieses Gefühl mit einem sich im Fahrzeug ausbreitenden, unangenehmen Geruch zusammenhängt. Sie denken nach: Könnte das auf einen Motorschaden hinweisen?

Die Spanne der Bewusstheit reicht von intuitivem Gespür, das sich vielleicht sogar in Ideen, Worten, Bildern, Klängen und Musikerleben bemerkbar macht, über die verschiedensten Körpergefühle bis hin zu Erinnerungen, die uns länger schon oder plötzlich durch den Kopf gehen. Am Ende der Skala stehen bewusste Überlegungen. Resonanzerlebnisse können sich unbewusst bis bewusst abspielen. Wir handeln auf einer Skala der Bewusstheit von »intuitiv«, ohne bewusste Wahrnehmung der Resonanz, bis »klar bewusst« – dann wissen wir, was wir tun und warum.

Ausbleiben von Affekten

Das Ausbleiben affektiver Resonanz kann, wie bei dissoziativen Zuständen, bedeutungsvoll sein. Jemand könnte zum Beispiel auf einer Beerdigung innerlich völlig kalt und unbewegt bleiben, obwohl ein naher Angehöriger verstorben ist. Wir könnten in diesem Beispiel das Ausbleiben von erwartbaren Gefühlen erkennen, also einen Mangel an Resonanz. Aus einer anderen Perspektive gesehen, stellt dieser Mangel an erwartbaren Affekten eine spezielle Form der Resonanz dar: die der affektiven Leere.

Psychodynamisch sollten wir zwischen einem abwehrbedingten Ausbleiben von Resonanz und der mangelnden Fähigkeit zum Resonanzerleben unterscheiden. Eine dissoziativ bedingte Affektleere kommt durch das Herunterregeln einer erfolgten unbewussten Resonanz zustande. Hingegen hinterlässt eine mangelnde Fähigkeit, Affekte zu generieren, ebenfalls eine Leere im Erleben. Hier entwickelt sich überhaupt keine Resonanz. Hartmut Rosa (2018) fasst beide Formen im Begriff der »stummen Weltbeziehung« zusammen.

Rhythmus und Synchronisation

Affektive Resonanz kann auf der Basis von rhythmischer Synchronisation stattfinden, sie muss es aber nicht. Rhythmische Synchronisation entsteht, wenn wir zusammen etwas tun, das aus wiederkehrenden Abläufen oder Tätigkeiten besteht. Spielen Sie zum Beispiel mit einer weiteren Person Tennis und der Ball wird hin und her geschlagen, so stellt dies eine rhythmische Synchronisation zwischen den beiden Spielerinnen und Spielern dar. Geht es eine Weile hin und her, so mag sich ein wachsendes Gefühl von Spaß einstellen. Dann befinden Sie sich in einer rhythmisch strukturierten, affektiven Resonanz. Diese hat sich aus der körperlichen Synchronisation zwischen Ihnen und Ihrem Tennispartner oder Ihrer Tennispartnerin entwickelt.

Es gibt aber auch eine andere Form der rhythmisch strukturierten affektiven Resonanz: eine Abfolge von wiederkehrenden affektiven Abläufen. Rituale, repetitive, in sich geschlossene Affektabläufe, oder sich wiederholende Interaktionsstrukturen kann man auch unter dem Begriff der rhythmisch strukturierten Resonanz fassen. Langanhaltende Abläufe oder Affektfolgen stellen ebenfalls rhythmisch strukturierte Resonanz dar.

Sicherlich werden Sie mit Ihren Patientinnen und Patienten Rituale entwickelt haben. Die Begrüßung verläuft möglicherweise meist ähnlich, oder es gibt immer wieder ähnliche Abläufe im Gespräch. Vielleicht bemerken wir auch, dass wir uns in der Körperhaltung aufeinander einstellen. Wir verschränken manchmal die Arme, wenn der Patient oder die Patientin es tut, oder schlagen die Beine übereinander, genauso wie er oder sie.

Es gibt aber auch rhythmische Abfolgen in der Art und Weise, wie wir miteinander sprechen. So hatte ich einen Patienten, der ebenso wie ich gerne segelte. Immer wieder sprachen wir vom Wassersport, tauschten unsere Erfahrungen aus. Im Laufe der Zeit bemerkte ich, dass diese Themen in den Stunden immer dann aufkamen, wenn gerade heikle Affekte besprochen worden waren. Dieses Austauschen über etwas scheinbar Alltägliches diente offenbar dazu, Atem zu holen, sich einander zu versichern, gleichsam festen Boden gemeinsam zu betreten, bevor es wieder auf das offene Wasser der Erkundung schwieriger Affekte ging. Solche Synchronisationen – nichts anderes sind diese Art von Wiederholungen – dienen der Festigung der Bindung und damit dem Sicherheitsgefühl im System Patient–Therapeut.

Es gibt aber auch eine immer wiederkehrende, übertragungsbeeinflusste Affektregulation, die regelmäßig auftaucht. Ich denke an die Behandlung einer angstneurotisch beeinträchtigten Patientin. Sie erzählte in den Behandlungsstunden immer wieder von ihrem Vermeidungsverhalten in beruflichen Situationen, in denen sie gefordert war, zu etwas Stellung zu nehmen. Irgendwie drückte sie sich immer wieder darum herum. So lenkte sie im Gespräch auch immer wieder von solchen Themen ab. In diesem Fall finden wir eine rhythmische Wiederholung von Abwehr. Ich tolerierte das lange aus Respekt vor ihrer Abwehr und ließ mich auf andere Themen lenken. Auf solche Weise aufeinander eingestimmt, etablierte sich eine rhythmische Synchronisation zwischen uns. Die Patientin und ich schwammen gleichsam im Fahrwasser der Abwehr. Dies bedeutete eine wiederkehrende, also rhythmische gemeinsame Affektregulation.

Als ich hingegen eine solche Abstimmung mit den Worten beschrieb »Mir fällt auf, dass wir immer, wenn es anfängt, heikel zu werden, das Thema wechseln. Kann das sein?«, unterbrach ich diese Synchronisation. Damit entstand eine Leerstelle, in der sich ein neuer Umgang, vielleicht eine weitere Annäherung an die heiklen Inhalte und Affekte ergeben konnte. In einer Art Mikromoment entstand hier eine kurze Phase der Annäherung an die Grenze zum Chaos durch die Unterbrechung der übertragungsbedingten Synchronisation. Übertragungsbedingt war sie insofern, als wir im Laufe der Zeit verstehen konnten, dass sie auch mir gegenüber Angst vor beschämenden und abwertenden Reaktionen hatte, wenn sie von Unsicherheit und Ängsten sprach. Wir konnten eine Vaterübertragung feststellen. Der Vater, ein Leistungssportler mit wenig Sensibilität für seine feinfühlige Tochter, hatte sich einen Jungen gewünscht. Er hatte sie als Mädchen immer wieder schnell gerügt und abgewertet, wenn sie ängstlich oder unsicher war. Nachdem wir dies untersuchen konnten und auch auf ihre Angst vor meinen abwertenden Reaktionen zu sprechen kamen, etablierte sich zwischen uns ein neuer Umgang mit der Angst der Patientin. Sie konnte Zögerlichkeit und Sensibilität zeigen, ohne Angst vor Abwertung haben zu müssen. Hier entstand ein Moment der Veränderung im Sinne einer korrigierenden emotionalen Erfahrung.

Es kommen auch andere, eher weniger förderliche übertragungsbedingte Synchronisationen vor. Im Fall der kollusiven Verstrickung oder eines gemeinsamen Enactments kann man ebenfalls von »übertragungsbedingter Synchronisation« sprechen. Bleibt sie unbemerkt, wird sie sich negativ auswirken.

Gemeinsam synchronisierte Abläufe, Bewegungen usw. schaffen ein Zugehörigkeitsgefühl und damit eine Bindung. Dies kann in Paaren, aber auch zwischen Einzelnen und Gruppen geschehen. Synchron ausgeführte Bewegungen, wie es etwa Aufmärsche, der Tanz einer Gruppe, gemeinsam gesungene Lieder oder Ähnliches sind, verstärken das Gefühl, zusammen zu sein, sei es mit Einzelnen oder mit einer Gruppe. Dies verstärkt einerseits das Identitätsgefühl, andererseits erhöht es die Zugehörigkeit zu einer Gruppe, die von bestimmten Vorstellungen und Werten geprägt ist. Eine Vergrößerung des Selbst findet statt und damit eine Erhöhung des Selbstwertgefühls. »Ich gehöre mit Stolz zu dieser Gruppe«, so mag man es empfinden. Solche Gruppenzugehörigkeiten wirken identitätsstiftend. Synchronisationen, wie sich wiederholende Rituale, haben bei der Festigung der Gruppenzugehörigkeit eine bedeutende Funktion.

Energetische Phänomene

Stellen Sie sich vor: Ein Paar tanzt zusammen. Sie, zusammengesunken, schwer, unbeweglich, mit wenig Energie. Er, aufgerichtet, hochgespannt. Was wird wohl aus diesem Tanz werden? Nicht viel. Dieses Paar wird kaum zu einer synchronisierten Bewegung kommen. Das Energieniveau der beiden passt nicht zusammen. Ähnliches geschieht auch im Kontakt zwischen den Patientinnen und Patienten und uns. Auch hier hat das energetische Niveau der beiden Beteiligten einen großen Einfluss auf das Zustandekommen und die Qualität von Resonanzphänomenen.

Um diese Zusammenhänge genauer zu verstehen, kann ein Vorgang aus der Systemtheorie nützlich sein. Es ist das Begriffspaar der starken versus einer schwachen Kopplung, das ich mit einem Beispiel aus der Physik verdeutlichen möchte: An einer Wand hängen nebeneinander zwei gleich große Kuckucksuhren. Zunächst werden die Pendel beider Uhren unabhängig voneinander schwingen. Wartet man aber eine Weile, so nähern sich die Rhythmen der Schwingungen beider Pendel einander an, bis sie sich im selben Rhythmus synchron bewegen.

Wie kann das passieren? Zauberei? Nein, die Erklärung ist ganz einfach. Durch eine mechanische Übertragung der Schwingungen über die Wand gleichen sich die beiden Schwingungsfrequenzen einander an, bis sie gleich werden. Es findet eine Resonanzkopplung zwischen beiden Systemen (den beiden Uhren) statt. In diesem Fall kann man von einer »schwachen Kopplung« sprechen.

Koppelt man aber die Pendel zweier unterschiedlich großen Uhren durch ein Gummiband aneinander, so wird die Uhr mit der energetisch stärkeren Schwingung (die große Uhr) die kleinere mit einer schwächeren Pendelbewegung unter ihre Frequenz zwingen. Es entsteht eine gemeinsame Schwingung, bei der die energetisch schwächere ihre Eigenfrequenz verliert. Sie übernimmt die Schwingung der größeren Uhr. Es vollzieht sich sozusagen eine feindliche Übernahme, eine starke Kopplung findet statt. »Starke« oder »schwache Kopplung« bedeutet: Die energetische Einflussnahme zweier Systeme aufeinander kann schwächer oder stärker sein.

Ähnliches findet zwischen Menschen statt: Die Begriffe »starke« oder »schwache Kopplung« können einen Bindungszustand zwischen zwei Menschen beschreiben. Das energetische Niveau wäre dann durch die Intensität der Affekte gekennzeichnet.

Es kann aber auch eine Dynamik darstellen: Denken Sie an das Beispiel der beiden Tanzenden von eben: Derjenige der beiden Partner, der hoch aufgerichtet und hochenergetisch den Schlafferen von beiden beeinflusst und die Bewegungen vorgibt, gibt energetisch einen höheren Input in das System der beiden Tanzenden hinein. Er übt eine starke Kopplung aus und wird das gemeinsame System stark beeinflussen.

Ein im Tanzen geübtes und gut aufeinander abgestimmtes Paar wird nur Andeutungen in den Bewegungsimpulsen voneinander brauchen, um sich miteinander zu verständigen: Das Paar braucht nur eine energetisch schwache Kopplung, um einen guten und harmonischen Bewegungsablauf zu erzielen.

Die Begriffe »starke« versus »schwache Kopplung« können einen Zustand, aber auch eine aus dem Zustand folgende Dynamik zwischen Paaren beschreiben. Überträgt man diese Überlegungen auf unsere Behandlungen, so ergeben sich einige Fragen: Wie wirken wir aufeinander ein? Spricht der Patient oder die Patientin laut oder leise, zögernd oder fließend? Wie verhalten wir uns als Therapeutinnen oder Therapeuten? Sprechen wir energetisch hochgeladen oder dezent? Ist unsere Sprache von Körperbewegungen begleitet? Konfrontieren wir oder folgen wir in unseren Kommentaren nur dem emotionalen Verlauf der Schilderungen des Patienten oder der Patientin? Wie dominant sind wir? Halten wir uns zurück und lassen dem Patienten oder der Patientin Raum oder wirken wir eindringlich auf ihn oder sie ein? Halten wir die Abstinenz ein, bei der es um die Anliegen des Patienten oder der Patientin geht, oder drängen wir ihm oder ihr unsere Vorstellungen von seiner Entwicklung auf?

Wie stark ist die unbewusste Vermittlung von Affekten? Auch hier können ganz unbemerkt hochenergetische Kopplungen auftreten. In Gesprächen mit stark traumatisierten Patientinnen und Patienten etwa können wir als Behandelnde heftige Affekte oder Körperreaktionen wie Schwindel oder Ähnliches erleben. Dies stellt eine starke Kopplung dar, die ganz unbewusst geschieht. Erleben wir solche intensiven Affekte in unseren Behandlungen, so hat sich möglicherweise dissoziiertes Material von Patient oder Patientin mit einer hohen Affektstärke bei uns Behandelnden projektiv-identifikatorisch manifestiert.

Unbewusste Synchronisierung findet nicht nur zwischen zwei Menschen, sondern auch innerhalb von Gruppen statt. Eine sehr schöne Beschreibung eines solchen Vorgangs findet sich in einem Artikel der *ZEIT* (Kılıç, 2010). Dort berichtet Sinem Kılıç von einem Konzert, in dem er Schuberts *Winterreise* mit dem Bariton Christian Gerhaher hörte: »Ich hatte das Gefühl, dass uns im Saal etwas beinahe Tastbares widerfuhr. Es gab diesen Zustand eines gemeinsamen Menschseins.«

Ich möchte noch einmal die Begriffe der starken und schwachen Kopplung auf das therapeutische Geschehen anwenden. Jeder der beiden Partner im System Patient–Therapeut verfügt über eine im Laufe des Gesprächs stark wechselnde Toleranz für die Regulation von Affekten. Es ist eine fließende Bewegung, die wir beobachten können: Mal kann der Patient, die Patientin, höhere Affektstärke verkraften, mal weniger. Das Gleiche trifft auf uns zu. Systemisch betrachtet verfügt das System über eine zusammengesetzte, von beiden beeinflusste, ständig wechselnde Gesamtkapazität für die Regulation von Affekten.

Übersteuert zum Beispiel einer den anderen, bricht dessen individuelle Regulationsfähigkeit zusammen. Ein Partner gerät in seiner eigenen Regulationsfähigkeit komplett unter die Dominanz des anderen. Es hat die feindliche Übernahme eines psychischen Systems durch das andere stattgefunden.

Solche Vorgänge können wir bei traumatischen Störungen regelmäßig beobachten. Übt ein Beziehungspartner auf den anderen einen Einfluss aus, der diesen affektiv überfordert, so kommt es zu einer Übersteuerung von dessen Fähigkeiten zur Toleranz von Affektstärken. Er verliert seine Fähigkeit, mit den erlebten Affekten umzugehen, und ist zum Beispiel überstarken Ohnmachtsgefühlen ausgesetzt. Das Selbst ist überfordert; der Mensch verliert das Gefühl, die Situation beeinflussen zu können. Er wird vom agierenden Subjekt zum ausgelieferten Objekt: »Traumatische Erfahrungen unterscheiden sich von nicht traumatischen dadurch, dass

Traumata das Selbst des Opfers gewaltsam entmachten und seiner Rolle als Wächter der eigenen Unversehrtheit und als Integrator dessen, was erlebt wird, berauben« (Bauer, 2019, S. 162). In solchen Fällen hat eine überstarke Koppelung stattgefunden. Ein System hat regelrecht Besitz vom anderen ergriffen. In der Systemtheorie findet dieser Vorgang im Begriff der Versklavung seinen Ausdruck.

Bei der Behandlung solcher Störungen ist es unsere Aufgabe, hier eine Entkopplung zu erreichen. Bearbeiten wir mit dem Patienten oder der Patientin Erlebnisse, die traumatisch waren, dann müssen wir Affektstärken erreichen, die für sie erträglich sind. So wird das Selbst des Patienten oder der Patientin beim Erleben von ursprünglich traumatischen und seine Regulationsfähigkeit überfordernden Affekten wieder befähigt, zum Akteur zu werden.

Allan Schores (2003) Überlegungen zum *window of tolerance* sind hier hilfreich. Alle unsere Interventionen sollten darauf abzielen, die Bandbreite der momentanen Regulationsfähigkeit des Patienten oder der Patientin zu berücksichtigen. Wir als Behandelnde sind gut beraten, uns mit unseren Interventionen innerhalb dieses Fensters der möglichen Spannungsregulation der Patienten und Patientinnen zu bewegen.

Im Begriff der »Kopplung« formuliert: Intervenieren wir in einer Art und Weise, die die Regulationsfähigkeit des Patienten oder der Patientin überfordert, so entsteht zwischen uns eine zu starke Kopplung. Bleiben wir aber unterhalb dieses Toleranzfensters, so hat unsere Anregung keine Wirkung. Die Kopplung war zu schwach. So stellt das Taktgefühl letztlich nichts wesentlich Anderes als eine in diesem Moment passende, systemische Kopplung dar.

Entwicklungsfördernde Resonanz

Zusammenfassung: Die Art und Weise, wie Menschen sich aufeinander einstimmen, entscheidet darüber, ob eine solche Einstimmung die weitere Entwicklung fördert oder nicht.

Ich gehe davon aus, dass es in der unbewussten Kommunikation ein wesentliches Element gibt, das zur Anreicherung des Sicherheitsgefühls beiträgt: Es sind Synchronisations- und Resonanzvorgänge zwischen Patientinnen und Patienten einerseits und Behandelnden andererseits. Es entsteht eine Art Einstimmung zwischen beiden, die ein Gefühl von Verbundenheit und

Sicherheit vermittelt. Erneut können hier Bauers Gedanken zeigen, wie elementar eine solche Verbundenheit ist:

> »Menschliche Gesellschaften sind Resonanzräume. Der Mensch ist ausweislich seiner neurobiologischen Merkmale als soziales Wesen konstruiert. Gesehen zu werden, soziale Wertschätzung zu erhalten und sich zugehörig zu fühlen, sind Grundbedürfnisse, so wichtig wie die tägliche Nahrung.
>
> Menschen, die sozial dauerhaft ausgegrenzt oder isoliert werden, verlieren jeden Selbsterhaltungstrieb und sterben. Wertschätzung und Zugehörigkeit zu empfinden, setzt voraus, dass andere Menschen uns mit Resonanz bedenken. Diese muss nicht unbedingt Zustimmung sein. Auch Kritik kann, wenn sie nicht auf Ausgrenzung, Demütigung oder Vernichtung zielt, eine wertvolle Resonanz sein. Was dagegen immer toxisch wirkt, ist gänzliche Nichtbeachtung, also die Verweigerung jeglicher Resonanz« (2019, S. 206).

Entwicklungshemmende Emergenz

Zusammenfassung: Emergenz beinhaltet auch die Möglichkeit einer dysfunktionalen Entwicklung, wenn nicht genügend Sicherheit gebende Beziehungsrahmen zur Verfügung stehen. Dann kommt es zu einem Absinken vorher bestehender Funktionalität.

Emergente Vorgänge können in beide Richtungen wirken: Daraus kann eine Erhöhung der Funktionalität, aber auch einen Verlust von Fähigkeiten resultieren. Beides sind emergente Vorgänge.

Ein psychisches System kann einen drastischen Verlust an Funktionalität erleiden, wenn es instabil geworden ist. Es handelt sich dann um eine maligne Regression. Befindet sich das System von Patientin oder Patienten und Therapeutin oder Therapeuten *on the edge of chaos* (Galatzer-Levy, 2016) und ist im Beziehungsgefüge zwischen ihnen nicht gleichzeitig ein ausreichendes Sicherheitsgefühl vorhanden, so wird es in belastenden Situationen wahrscheinlich eine emergente, aber nicht entwicklungsfördernde Entwicklung geben. Kann der Therapeut oder die Therapeutin das mit der eigenen Regulationsfähigkeit nicht kompensieren, entgleist das System. Die gemeinsame Regulationsfähigkeit – und in der Folge die des Patienten oder der Patientin – wird drastisch absinken. Eine Retraumatisierung wäre die Folge, ein Beispiel für entwicklungshemmende Emergenz.

Dissonanz und Resonanzblockade

Zusammenfassung: Wenn wir von »Resonanz« sprechen, müssen wir auch deren Unterbrechung mitdenken. Was passiert, wenn die resonante Weltbeziehung, wie Rosa sie nennt, unterbrochen wird, sie nicht mehr »funktioniert«? In diesem Kapitel wird das unterschiedliche Zustandekommen der Unterbrechung von Resonanz beschrieben.

Rosas Begriff der Resonanzblockade bezeichnet einen Vorgang, bei dem unsere »Weltbeziehung« durch eine Unterbrechung der Resonanz gestört ist (Rosa, 2018). Dieser Begriff ist nicht statisch zu verstehen. Er beschreibt die verschiedenen affektiven Stadien der Unterbrechung der resonanten Weltbeziehung.

Es gibt sicherlich verschiedene Zustände der Dissonanz, die noch nicht notwendigerweise als Resonanzblockade, als totale Unterbrechung der Resonanz gewertet werden müssen. Zwischen dem unterschwellig entstehenden Gefühl »Irgendetwas stimmt nicht« und dem Bruch der Resonanz – also einem völligen Verlust der Bedeutungsgebung – gibt es Zwischenstadien. Wie weit diese tolerierbar sind, hängt von der individuellen Fähigkeit zur Spannungstoleranz ab. Menschen haben unterschiedliche Fähigkeiten, Widersprüche oder emotionale Unklarheiten zu tolerieren. Dies meint der Begriff der Ambivalenztoleranz.

Die Entstehung einer Resonanzblockade, also einer Unterbrechung der Resonanz, kann im zeitlichen Vorlauf eine ganze Bandbreite von Affekten und deren Entwicklungen aufweisen. Ein Bruch der Resonanz, ein völliger Mangel an Bedeutungsgebung, stellt den Endpunkt einer Entwicklung dar. Es können Verläufe von einer positiv getönten Einstimmung über eine vorwiegend negativ getönte affektive Resonanz bis hin zum Bedeutungsverlust auftreten. Dies kann langsam oder auch durch einen plötzlichen Umschlag der Bedeutungsgebung geschehen.

Ein einfaches Beispiel wäre die Erschöpfung, die eine schwere Grippe hinterlassen kann. Man fühlt sich möglicherweise leer. Die Fähigkeit der Bedeutungsgebung steht krankheitsbedingt nicht zur Verfügung.

Eine veränderte Bedeutungsgebung liegt vor, wenn durch den Verlust einer Idealisierung eine vorher positiv getönte Beziehung plötzlich in eine Abwertung umschlägt. Dies kann zum Schluss auch einen völligen Verlust der Bedeutungsgebung nach sich ziehen.

In diesem Zusammenhang hilft eine Beschäftigung mit dem Begriff der Dissonanz. »Dissonanz mit uns selbst« beschreibt einen Zustand, in dem wir mit uns selbst nicht stimmig sind. Manche würden davon sprechen, in diesen Zeiten irgendwie verquer zu sein. Häufig wirken hier konflikthafte Strebungen, die keine Lösung erfahren. Sie äußern sich in einem Gefühl der Dissonanz. Auch Konflikt ist unausweichlich mit einer ambivalenten Bedeutungsgebung verbunden. Man kann dies als »Dissonanz zwischen affektiven Beziehungsqualitäten« bezeichnen.

Wenn Menschen zwischen verschiedenen Lebensphasen stehen, werden sie vermutlich nicht selten eine solche Dissonanz verspüren. Die Entwicklung von veränderter Bedeutungsgebung ist noch im Werden. Etwas ist nicht geklärt, nicht mit sich in Einklang gebracht worden. Stellen Sie sich zum Beispiel eine junge Frau vor, die nach dem Examen ihre erste Stelle antritt. Sie hat andere Mitarbeiter und Mitarbeiterinnen anzuleiten, fühlt sich aber in dieser Rolle nicht wohl. Alles ist neu. Es ist ungewohnt, aus der Rolle der Studentin in die Rolle der Vorgesetzten zu schlüpfen. Die unterschiedlichen Rollenentwürfe der lernenden Studentin und der Teamleiterin können noch nicht miteinander vereinbart werden. Dies dürfte sich in einem mehr oder weniger starken Spannungsgefühl auswirken, das man als Dissonanz erleben kann.

Der Wechsel zwischen unterschiedlichen Rollen, die miteinander nicht kompatibel sind, und ebenso der Mangel an Rollenvorgaben, kann Dissonanz auslösen. Rollenwechsel, eine Veränderung von Lebensentwürfen, Wertewechsel, eine veränderte Umwelt und veränderte Lebenssituationen – all dies wird wahrscheinlich nicht selten mit einem Dissonanzgefühl verbunden sein. Ebenso dürften Begegnungen, die mit der Erfahrung von unterschiedlichen Interessen bis hin zu Gewalterfahrungen verbunden sind, mit dem Erleben von intersubjektiver Dissonanz verbunden sein.

Ob wir ein Gefühl von störender Dissonanz entwickeln, dürfte damit zusammenhängen, inwieweit wir eine innere Spannung als unangenehm empfinden. Die Toleranz für Ambivalenzen und Unklarheiten wird subjektiv darüber entscheiden, wie stark das Empfinden von Dissonanz ist.

Der Umgang mit Dissonanz hängt also mit der Fähigkeit zur Spannungstoleranz zusammen. Können wir tolerieren, dass wir das Empfinden haben, etwas stimmt nicht, und abwarten, bis sich uns erschließt, worum es geht? Müssen wir ganz schnell dafür sorgen, dass das Gefühl verschwindet und so handeln, dass sich die Umstände ändern, die zum Erleben von innerer Dissonanz geführt haben? Kann es vielleicht sogar sein, dass wir aktiv ein Erleben von Dissonanz aufsuchen, weil wir uns in dieser Spannung wohlfühlen?

Ich denke an einen Segelurlaub, bei dem ich ein neues Segel bei viel Wind ausprobieren wollte. Zusammen mit einem Freund ging ich aufs Wasser mit einem deutlichen Spannungsgefühl, was denn kommen würde. Dieses Spannungsgefühl kann man mit dem Begriff der Dissonanz beschreiben, die stimulierend wirkte: Neugierde und Ungewissheit über das, was kommen würde, die Frage, wie sich das Schiff bei viel Wind mit dem neuen Segel verhalten würde, waren vorherrschend. Dies stellte eine Dissonanz insofern dar, dass ein untergründiges Spannungsgefühl durch das Verlassen des sicheren Hafens entstanden war. Wäre dieses Spannungsgefühl zu groß geworden, also die Einschätzung der Spanne zwischen Gefahren und Fähigkeiten, wäre die Reaktion eine andere gewesen: Ein Verbleib im Hafen und ein Abwarten auf weniger Wind würden dann die Bewältigung der Dissonanz darstellen.

Dissonanz kann ein passageres Phänomen sein, das in Konfliktlagen oder Entwicklungsphasen auftritt. Dabei ist Dissonanz als solche selten statisch. Häufig wirkt sie als Motor von Entwicklung und trägt dazu bei, eine Anpassung an veränderte innere oder äußere Bedingungen und ein erneutes Erleben von Stimmigkeit zu entwickeln. Zeiten von Dissonanz sind also ein unausweichlicher Anteil der resonanten Weltbeziehung. Dabei kann das Erleben von Dissonanz unterschiedliche Grade von Bewusstheit aufweisen. Zwischen diffusem Unbehagen und dem Wissen, was Dissonanz erzeugt, besteht ein breites Band. Leben Menschen aber längere Zeit in einem Stadium von innerer Dissonanz zu ihren Beziehungen oder Lebensbedingungen, so wird aus diesem Stress heraus vermutlich irgendwann eine Krankheit, sei sie körperlicher oder seelischer Art, entstehen.

Als Behandlerinnen und Behandler sind wir dazu angehalten, ein geschärftes Gehör für das Gefühl von Dissonanz zu entwickeln. Es zeigt konflikthaftes Erleben oder beginnende Entwicklungen an. Dissonanz, die sich zum Beispiel in einem Gefühl von Irritation manifestiert, kann auch auf das Zusammentreffen von Erfahrungsebenen aus unterschiedlichen lebensgeschichtlichen Phasen zurückgeführt werden. Die bewusste Lebenshaltung und deren unbewusste Bedeutungsgebung können dabei einen inneren Widerspruch bilden.

Wie Sie sich womöglich erinnern, hatte meine türkischstämmige Patientin, aus deren Behandlung ich in einem früheren Kapitel berichtete, ein bewusstes Selbstverständnis als moderne, westlich orientierte Frau.

Unbewusst aber war sie noch mit den traditionellen Werten der Mutter identifiziert. Bewusste und unbewusste Frauenrolle standen in Dissonanz zueinander.

Als weiteres Beispiel mag folgendes dienen: Ich denke an einen Rechtsanwalt, der zu einer Beratung kam, als eine berufliche Veränderung anstand. Er hatte einen Kollegen getroffen, mit dem er eine Bürogemeinschaft bilden wollte. Es schien ihm wirtschaftlich sinnvoll, diese Bürogemeinschaft zu etablieren. Schöne Räume standen schon bereit. Irgendwie kam er aber mit seiner Entscheidung, die Verträge zu vereinbaren, nicht weiter. Als wir uns genauer anschauten, was er beim ersten Treffen mit dem Kollegen empfunden hatte, entdeckte er, dass dieser ihm schon bei der Begrüßung in der Tür unsympathisch war. Dieses Gefühl hatte er völlig verdrängt, sprachen doch alle anderen Gründe – u. a. die wirtschaftlichen – dafür, die Bürogemeinschaft zu vereinbaren. Erst das Gespräch mit mir öffnete ihm den Zugang zu einer unbewusst gebliebenen emotionalen Einschätzung der menschlichen Qualität des Kontaktes mit dem Kollegen. Die entstandene Dissonanz war durch Abwehrprozesse verdrängt worden.

Einsicht und Emergenz als zwei therapeutische Entwicklungslinien

> *Zusammenfassung:* Wie erklären wir das Zustandekommen von Veränderungen im psychischen Funktionsniveau unserer Patientinnen und Patienten? Hierbei kommen zwei ineinandergreifende Mechanismen zum Tragen:
> 1. Verhaltensänderungen durch Einsicht
> 2. Spontan eintretende (emergente) Wachstumsprozesse

Es lassen sich zwei verschiedene Quellen von Entwicklung in Psychotherapien nennen: Einsicht mit bewusster Verhaltensveränderung und Emergenz. Beide Mechanismen sind unverzichtbar, wenn wir unsere Patientinnen und Patienten fördern wollen.

- ➢ Ein Motor von Entwicklung besteht in der Einsicht in vorher nicht bewusste Zusammenhänge des Erlebens und Verhaltens. Nichts anderes meint der Satz: »Wo Es war, muss Ich werden.« Dies ermöglicht in der Folge bewusst gesteuerte Veränderungen. Einsicht zum Beispiel in die Muster, die die Selbstaktualisierungstendenz verhindern, setzt anschließend auch unbewusste, generalisierende Veränderungen in Gang, die in Abschwächung oder Aufhebung dieser Muster münden können.

- Ist das Sicherheitsgefühl ausreichend, so erhöht sich die Wahrscheinlichkeit für emergente Vorgänge, die entwicklungsfördernd wirken. Die Selbstaktualisierungstendenz wird angeregt. Sie bringt die Entwicklung einer höherwertigen Affektregulation voran. Anders formuliert: Die selbstorganisierende Wirkung des dem Menschen immanenten Entwicklungsbedürfnisses wird angeregt.

Ebenso wie Kraftfahrzeuge heutzutage von Elektro- und Benzinmotoren angetrieben werden, können wir uns unsere Psyche sozusagen auch von einem Hybridantrieb bewegt vorstellen: Der erste Funktionsmechanismus – Einsicht – greift in explizite Gedächtnisspeicher ein. Damit wird eine bewusst gesteuerte Verhaltensveränderung ermöglicht. Emergent entstehende Begegnungsmomente hingegen erreichen implizite Speicher. So verändert sich implizites Beziehungswissen und damit der unbewusst ablaufende Teil der Affektregulation.

Häufig ebnet Einsicht in Zusammenhänge, die vorher nicht bewusst waren, den Weg für erst dann mögliche emergente Entwicklungen. Es gibt aber auch das Umgekehrte: Langsam gewachsene, neue Fähigkeiten öffnen neue Türen zur Entwicklung kognitiver Umstrukturierung per Einsicht. Wie so oft im Leben gibt es hier kein Entweder-oder. Selten können wir erkennen, was zuerst stattfindet, und erfassen: Wo ist Henne und wo Ei? Wo haben Entwicklungen ihren Anfang genommen? Wir beschäftigen uns mit einem Ineinandergreifen von Prozessen. Top-down- und Bottom-up-Regulationsmechanismen sind eng miteinander verwoben und fördern einander.

Sicherheit und Resonanz innerhalb des therapeutischen Systems

Zusammenfassung: Das Augenmerk auf das Sicherheitsgefühl in einer Beziehung zu richten, ist zentral für die Behandelnden im Rahmen einer Psychotherapie. Die immer wieder neu zu findende Einstimmung der Behandelnden darauf, wieviel problematisches Material Patientinnen und Patienten gerade verkraften können, ist die wesentliche Aufgabe der Therapeutinnen und Therapeuten, wenn sie entwicklungsfördernd arbeiten wollen.

Die eben beschriebenen Zusammenhänge haben für uns Psychotherapeutinnen und -therapeuten eine richtungsweisende Konsequenz: Alles, was wir tun oder lassen, sollte das Ziel haben, ausreichend Sicherheit zu gewährleisten. Gelingt uns das nicht, geschehen chaotische und für die Patientin oder den Patienten entwicklungsschädigende Vorgänge, die nicht mehr in einem *rupture-and-repair*-Prozess aufgefangen werden können. Es kommt dann zu Retraumatisierungen, Behandlungsabbrüchen oder Schlimmerem. Hier ist der ganze Bereich der sogenannten »negativen therapeutischen Reaktionen« angesprochen.

Ein Beispiel für eine misslungene Etablierung von empathischer Resonanz ist mir nachdrücklich in Erinnerung geblieben. Einige Jahre nach Abschluss einer Analyse kam eine Patientin erneut zu mir. Sie hatte mit einem Konflikt in ihrer Partnerbeziehung zu kämpfen. Sie berichtete dies mit erkennbarer, aber sehr verhaltener Wut in einer fast nüchternen, sehr kontrollierten Weise. Mich erfasste ein heftiger Ärger. Es gelang mir nicht, diesen Affekt zu bewältigen. Ich blieb wie festgefahren im Ärger. Trotz aller Überlegungen über eine Reinszenierung des Konfliktes, den die Patientin aus ihrer Ehe schilderte, wollte er nicht weichen. Offenbar transportierte sich dies. Meine Patientin fühlte sich scheinbar wenig verstanden. Sie sagte: »Kann es sein, dass Therapeuten auch manchmal mies drauf sind?« Hier hatte sich eine nicht-entwicklungsfördernde Resonanz ereignet. Meine mangelnde Fähigkeit, schnell genug den bei mir entstandenen Ärgeraffekt zu prozessieren und ihn von meiner Reaktion zu entkoppeln, sorgte dafür, dass er von meiner Seite aus in die nonverbale Interaktion einfloss. Es war eine kollusive Verstrickung entstanden. Ich hatte dasselbe Problem wie sie, konnte mich aus meinem Ärger nicht lösen. Meine Patientin spürte dies und reagierte darauf. Sicherlich hatte sie dadurch nicht genügend Sicherheit, den eigenen Ärgeraffekt gemeinsam mit mir zu untersuchen und zu verstehen, warum sie in den von Ärger betonten Konflikten mit ihrem Mann selbst im Ärger steckenblieb. Das Gesamtsystem zwischen uns erlitt eine drastische Absenkung der affektregulatorischen Kapazität. Wir konnten dies nicht gemeinsam auflösen. Es ereignete sich eine entwicklungshinderliche Emergenz: Meine Patientin kam nicht zur nächsten Sitzung.

Therapien, die für den Patienten oder die Patientin zu befriedigendem Wachstum führen, haben meiner Ansicht nach eins gemeinsam, und das völlig unabhängig von der Methode: Sie sind vorrangig am Sicherheitsgefühl des Patienten oder der Patientin orientiert. Sie weisen innerhalb eines Rahmens an Sicherheit – innerhalb des *window of tolerance* (Schore,

2003) der jeweils möglichen Affektregulation des Patienten oder der Patientin – immer wieder Resonanzerfahrungen auf, die dem Patienten oder der Patientin eine emergent entstehende, angepasste Affektregulation ermöglichen. Das gibt uns eine Richtung der Behandlungsführung. Wir sind dazu angehalten, das Sicherheitsgefühl des Patienten oder der Patientin, das innerhalb einer Behandlungsstunde von Moment zu Moment schwanken kann, als Richtschnur für unsere Interventionen und für unsere Beziehungsgestaltung zu verwenden.

Die Interaktion zwischen uns und dem Patienten oder der Patientin orientiert sich von unserer Seite aus aber auch daran, was für die Sicherheit des Paares Therapeut–Patient als System förderlich ist. Hier sind zwei Systeme eng miteinander verwoben. Dies bedeutet, dass wir selbst in unserer eigenen Affektregulation ständig darin gefordert sind, uns selbst im eigenen *window of tolerance* der Spannungsregulation zu halten. Im Beispiel von oben gelang mir dies nicht.

Ein anderes Beispiel mag den Zusammenhang weiter erhellen: Das dritte Jahr einer Analyse. Die Frequenz: zwei Wochenstunden im Liegen. Etwa die 220. Stunde. Die Patientin klagte darüber, wie unsicher sie sich wieder fühle. In den letzten Monaten habe sie sich doch so viel selbstsicherer und lebenslustiger erlebt. Sie sprach mit depressiver, entmutigt klingender Stimme, im Unterton mit einer mir lange bekannten Art der Selbstanklage. Die Woche sei wieder so anstrengend gewesen. Dass sie überhaupt sich so beansprucht gefühlt habe, werte sie als Schwäche. Wäre sie stark genug, würde sie die Aufgaben spielend meistern. Sie hätte viele Bemerkungen ihrer Kollegen als Kritik erlebt.

Die Stunde fand an einem Freitagnachmittag statt. Die Woche in der Praxis war für mich sehr anstrengend gewesen. Ich fühlte mich der Patientin im Gefühl der Erschöpfung sehr nahe. Wir sprachen dann darüber, wie schwierig es für die Patientin war, sich mit den eigenen Schwächen und Begrenzungen immer wieder konfrontiert zu sehen. Nach einer Weile fragte ich: »Darf ich mal eine ganz nüchterne Bemerkung machen?« Pause. Sie, nach einigem Nachdenken: »Ja, klar.« Ich: »Vielleicht ist das Leben manchmal so, wir müssen uns einfach nur durchkämpfen.« Schweigen. Ein tiefes Durchatmen von ihr war zu hören. Dann sagte die Patientin nachdenklich und mit einer überhaupt nicht mehr depressiven oder selbstanklagenden Stimme: »Ja, vielleicht ist das wirklich so.« Nach einigen Sekunden Pause: »Dann sind wir ja eigentlich fertig für heute.« Ich, völlig überrascht, brach spontan in schallendes Gelächter aus. Die Patientin stimmte ein. Die restlichen 20 Minuten bis zum Ende der Stunde sprachen beide in einer teilweise ernsten, teilweise fröhlichen Atmosphäre miteinander, in der wir viel gemeinsam lachten.

Sicherlich kann man diese Episode unter verschiedenen Gesichtspunkten und Modellbildungen beschreiben. Jede Herangehensweise hat ihre Berechtigung und kann Erkenntnisse generieren, so unterschiedlich die verschiedenen Herangehensweisen auch sein mögen. Man könnte die beschriebene Episode zum Beispiel unter Berücksichtigung der Abwehrprozesse betrachten. Auch die Frage der unbewussten Identifikationen könnte uns weiterbringen. Ich will mich hier aber auf den Aspekt der Resonanzbildungen beschränken.

Wie kann man diesen Verlauf nun mit Überlegungen über Sicherheit und Resonanz fassen? Die selbstanklagende, depressive Stimmung der Patientin erfuhr plötzlich und nachhaltig eine Veränderung. Es fand ein qualitativer Sprung in ihrer Affektverarbeitung statt. Dieser fußte auf einer Geschichte des Paares Patientin–Therapeut, in der beide auch früher schon immer wieder kurzzeitig auf eine Ebene der selbstironischen Distanzierung gelangen konnten. Die Intervention bot eine Orientierung aus einer väterlichen Position an. Ich schloss mich selbst durch das »wir« ausdrücklich mit ein. Vermutlich hatte diese Begegnung auf gleicher Ebene einen Einfluss auf ein verstärktes Sicherheitserleben im Sinne des Akzeptiert-Werdens aufseiten der Patientin. Offenbar entlastete es sie so, dass sie sich in einer Art Über-Ich-Abschwächung für einen Moment aus der Selbstabwertung befreien konnte. Wir können annehmen, dass ich von der Patientin aufgrund meiner spürbar eigenen Beteiligung am Thema als authentisch erlebt wurde. Im Sinne von Fosha (2005) handelte es sich um die Begegnung eines »wahren Selbst« mit einem »wahren Anderen«, einen Moment intensiver Resonanz. Die dabei nonverbal vermittelte Botschaft hatte eine Atmosphäre entstehen lassen, die einen emergenten Entwicklungsschritt der Patientin ermöglichte. Dieser war nicht direkt durch eine Intervention ansteuerbar. Er war disruptiv, plötzlich und stellte sozusagen einen Quantensprung im psychischen Funktionsniveau der Patientin dar.

Im gemeinsamen Lachen entstand ein hochwirksamer Begegnungs- und Veränderungsmoment von großer emotionaler Dichte und Präsenz. Dieser Augenblick intensiver Resonanz festigte die Entwicklung zu höherer emotionaler Funktionalität. Diese entstand emergent, war nicht linear erzeugbar, aber trotzdem elementar. Die Patientin konnte von der Überzeugung, sie sei den Mühen des Alltags nicht gewachsen, in den Einflussbereich einer anderen Einstellung wechseln. Diese beinhaltete nun die Überzeugung: »Der Alltag ist oft anstrengend. Es ist kein Zeichen von Versagen und Schwäche, das mühselig zu finden.« In Galatzer-Levys Terminologie (2016) kann man von einem »Wechsel des erlebenssteuernden Attraktors« sprechen.

Interpersonelle Resonanz

Intersubjektivität systemisch formuliert

Als ein System betrachtet, verfügt das Paar Patient–Therapeut über eine Gesamtkapazität an Fähigkeiten zur Affektregulation. Es gibt gleichsam einen zusammengesetzten Arbeitsspeicher für Affekte. Dieser stellt ein gemeinsames *window of tolerance* zur Verfügung, innerhalb dessen emotionale Spannung verarbeitet werden kann.

Kommen wir morgens in die Praxis, sind ausgeruht und fühlen uns ausgeglichen, so haben wir selbst eine größere Fähigkeit, unsere Gegenübertragungsaffekte zu verarbeiten als abends nach einem anstrengenden Tag voller schwieriger Behandlungen, vielleicht sogar mit Krisen, die es zu bewältigen gab. An solchen Abenden ist unsere eigene Fähigkeit zur Toleranz von Spannung sicherlich wesentlich geringer als am Morgen. Wir können dann unseren letzten Patienten nicht mehr so viel eigene Regulationskapazität zur Verfügung stellen wie am Vormittag.

So verfügen beide, also Patientin oder Patient und Therapeutin oder Therapeut zusammengenommen, bereits durch die Veränderungen aufseiten der Behandelnden über eine unterschiedliche gemeinsame Regulationskapazität. Als gekoppeltes System betrachtet schwankt die Gesamtregulationskapazität also, je nachdem, welche Kapazitäten jeder von beiden gerade zur Verfügung hat. Überschreitet die Amplitude der Affekte eine bestimmte Schwelle, so wird eine Abwehrtätigkeit einsetzen. Diese dient dazu, das Niveau der zu regulierenden Affekte innerhalb einer bestimmten Bandbreite zu halten. Diese Regulationsvorgänge der Abwehr treten individuell bei jedem und jeder der beiden Beteiligten, aber auch interaktionell zwischen ihnen auf. So kommt es zu einem Ineinandergreifen von individuellen, aber auch interpersonellen Abwehrvorgängen. Deren Zusammenwirken stellt sicher, dass sich das jeweils individuelle *window of tolerance* und das Gemeinsame des Systems innerhalb eines sicheren Rahmens bewegt. Nicht-gelingende Regulation auf einer Seite erfordert eine umso größere auf der anderen Seite.

Stellen Sie sich zwei Tänzerinnen vor, die ein großes Tuch zwischen sich bewegen. Jede von ihnen hält es an zwei Stellen mit den Händen. Sie bewegen das Tuch gemeinsam auf und ab und vollführen dazu Schritte im Raum. Das Tuch wird durch eine gemeinsame Bewegung mal nach oben, mal nach unten bewegt. Der Impuls dazu kommt mal von der einen Tänzerin, mal von der anderen. Manchmal bewegen sie das Tuch gemeinsam. Es fliegt nach oben, breitet sich aus, dann wölbt es sich zu einer kleineren Form. Diese verändert sich fortlaufend. Die Bewegung der einen Tänzerin beeinflusst unausweichlich das, was die andere tut, und damit die Form des Tuches.

Im übertragenen Sinne meint das Tuch den Zustand des gemeinsamen *window of tolerance* für die Regulation von Affekten. So kann man sich vielleicht die fluktuierende Abwehr und die sich ständig verändernde Gesamtregulationskapazität des Systems von Patientin oder Patienten und Therapeutin oder Therapeuten vorstellen. Sie wird mal von der einen, mal von der anderen Seite hoch- oder heruntergefahren. Oft sind es auch gemeinsame Abwehrprozesse, die sich gleichsinnig oder auch konflikthaft vollziehen. Kollusive Verstrickungen oder gemeinsame Enactments sind Beispiele dafür.

Ich denke an eine Behandlung eines zwanghaft strukturierten Mannes. Er fühlte sich wohl, wenn er denken konnte. Gefühle waren ihm unheimlich. Immer wieder bemerkte ich bei mir, dass ich in langen Gesprächspassagen selbst mehr denkend als fühlend unterwegs war. Es war eine gemeinsame intellektualisierende Abwehr entstanden. Meine Arbeit bestand darin, mir selbst wieder meine Gefühle zugänglich zu machen, um aus dieser kollusiven Verstrickung auszusteigen.

Systemisch betrachtet, verringerte sich durch die gleichsinnige, gemeinsame Abwehr die Gesamtkapazität der Affektregulation für aversive Gefühle. Durch meine Gegenübertragungsanalyse und die sich anschließende Öffnung für meine Affektivität vergrößerte sich diese wieder. Ich konnte die Auswirkung dieses inneren Prozesses bei mir auf meinen Patienten beobachten. Ohne dass ich etwas sagen musste, schwächte sich bei ihm die intellektualisierende Abwehr im Anschluss an solche Gesprächspassagen häufig ab.

Oft sind Stunden, in denen scheinbar nichts Wichtiges geschieht und es zu keiner emotionalen Vertiefung oder zu Erkenntnissen kommt, genau solche Stunden, in denen Atem geholt wird. Sicherheit wird sozusagen »aufgetankt«. So gestärkt, kann man sich dem nächsten, schwierigen und beunruhigenden Thema zuwenden. Von der vorangegangenen Bearbeitung solcher Fragen erholt, kann dann vielleicht auch neues Verhalten erprobt werden. In Galatzer-Levys Terminologie gefasst, bedeutet dies eine mehr oder weniger schwankende Annäherung an das *edge of chaos*, wo dann Neues entstehen kann.

Es gilt, eine Balance zwischen gefühlter Sicherheit und Exploration verunsichernder Inhalte zu finden. Sterns *Moving-along*-Prozess findet so in einer immer neuen und zirkulär stattfindenden Suche nach einer solchen Balance statt. Insofern ist das Thema, mit dem beide sich beschäftigen, oft nicht ausschlaggebend. Es geht bei dessen Besprechung mehr um die Etablierung einer sicheren Bindung als um den jeweiligen Inhalt des Gesprächs. Dabei sind die verhandelten Zusammenhänge austauschbar.

Interaktionelles Unbewusstes

Betrachtet man das Paar Patient–Therapeut als Einheit, so stellt es eine Affektverarbeitungsgemeinschaft dar, die der Entwicklung des Patienten oder der Patientin dient. Ein solches System verfügt über ein gemeinsames Unbewusstes. Im Wesentlichen sind damit Abläufe gemeinsamer Interaktion gemeint, die beiden Beteiligten nicht bewusst sind. Unter Berücksichtigung von Übertragungs- und Gegenübertragungsprozessen wähle ich folgende Darstellung.

Das Äußere der Kreise zeigt die klassische Auffassung: Unbewusste Beziehungserwartungen (Schemata, Übertragungen) des Patienten oder der Patientin treffen auf den Therapeuten oder die Therapeutin, der oder die mit einer spezifischen Gegenübertragung und Eigenübertragung darauf antwortet. Heute wissen wir, dass dies längst nicht alles ist, was sich zwischen Patienten oder Patientin und Therapeuten oder Therapeutin abspielt. Die mittig ausgeführten Begriffe bilden mit »Resonanz«, »unbewusster Wechselwirkung« und »Rückkopplung« weitere Mechanismen ab. Dies soll im Folgenden Thema sein.

Traditionellerweise unterscheidet man begrifflich einerseits zwischen der »Gegenübertragung« im engeren Sinne als Antwort des Therapeuten oder der Therapeutin auf das Beziehungsangebot des Patienten oder der Patientin und andererseits der »Eigenübertragung« von Therapeut oder Therapeutin. Letzteres meint die aus der individuellen Lebensgeschichte des Therapeuten oder der Therapeutin stammende Aktivierung von Erwar-

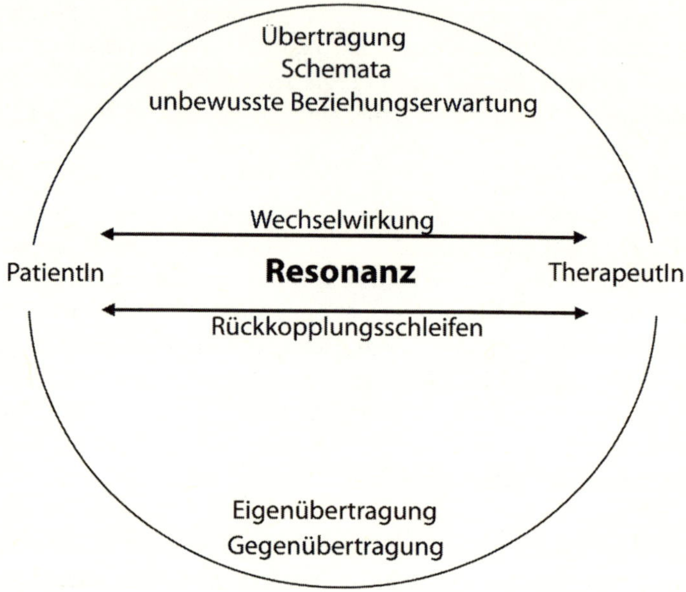

Abbildung 4: Kreisprozess Resonanz (eigene Darstellung)

tungen und Reaktionen im Gespräch mit dem Patienten oder der Patientin. Allerdings ist diese scharfe begriffliche Trennung oft nur schwer aufrechtzuerhalten. Natürlich antworten wir immer, bewusst wie unbewusst, auf der Folie unserer persönlichen Lebensgeschichte auf das, was unsere Patientinnen und Patienten uns erzählen. Insofern gibt es keine »objektive« Gegenübertragung.

Ich erinnere mich an eine Supervision: Meine Kollegin, die die Behandlung durchführte, sprach von einer Patientin. Diese hatte eine starke innere Verachtung für emotionale Bedürftigkeit und bevorzugte einen rigiden, sie überfordernden, leistungsorientierten Lebensstil. Immer wieder geriet sie dadurch in Erschöpfungszustände nahe am Burn-out. Während ich mich weiter mit den Schilderungen meiner Kollegin beschäftigte, ging mir plötzlich die Frage durch den Kopf, ob ich mir eine oder zwei Wochen Urlaub nehmen sollte. Ich war mir bis dahin unschlüssig gewesen. Während des weiteren Zuhörens kam ich zur Entscheidung, zwei Wochen zu wählen. Mir war klar geworden, dass ich von der Arbeit der letzten Wochen sehr in Anspruch genommen worden war und eine längere Pause brauchte. Ich überlegte dann, wieso mir dies im Zusammenhang der Schilderungen der Kollegin über ihre Behandlung durch den Kopf gegangen war. Es ergab Sinn, denn ihre Patientin konnte ja genau das nicht: die eigene Befindlichkeit spüren, akzeptieren und daraus handlungsrelevante Schlüsse ziehen. Durch ihre Verachtung für emotionale Bedürftigkeit im weitesten Sinne musste sie die eigene Befindlichkeit abspalten. So war es ihr nicht möglich, Schritte zur Selbstregulation zu ergreifen, die ein Abrutschen in die Überforderung verhindert hätten. Vielleicht war darin, dass dies ihr immer wieder geschah, auch ein Selbstbestrafungsaspekt zu erkennen. In meiner assoziativ entstandenen Resonanz in Bezug auf meine Urlaubsgestaltung spiegelte sich die Problematik der Patientin wider.

Wie an diesem Beispiel zu sehen ist, basiert das Gegenübertragungsgeschehen auf der Resonanz im eigenen Erleben. Dies zu reflektieren und das daraus erwachsene Verständnis für die Behandlung zu nutzen, stellt eine wichtige Information zur Behandlungsführung zur Verfügung. Zwischen beiden Beteiligten entfaltet sich eine unbewusste Wechselwirkung, die durch eng verzahnte und schnell ablaufende Rückkopplungsschleifen gekennzeichnet ist. Darin enthalten sind auch Resonanzphänomene, deren Urheberschaft oft nicht mehr dem oder der Einzelnen zuzuschreiben ist.

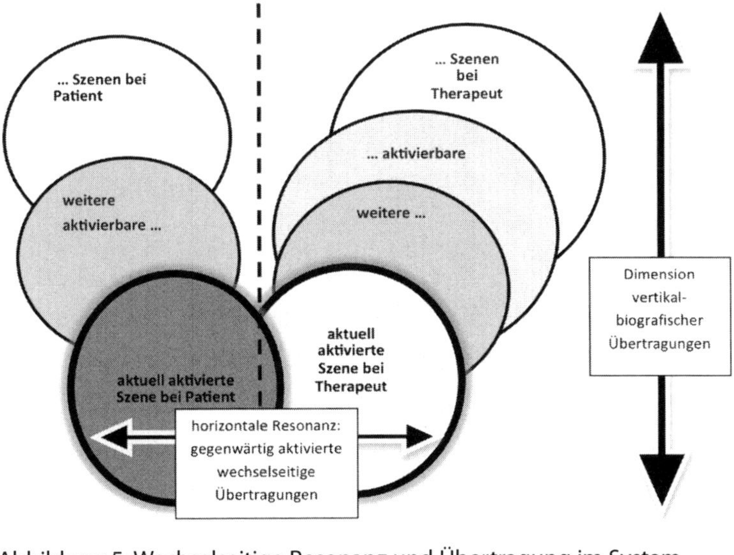

Abbildung 5: Wechselseitige Resonanz und Übertragung im System Patient–Therapeut (Neumann & Naumann-Lenzen, 2017, S. 157)

Sie stellen »Ko-Konstruktionen« dar und sind gemeinsam geschaffene, emergente Phänomene.

Hier kommt der Begriff des gemeinsamen Unbewussten ins Spiel: Durch die eben beschriebenen Prozesse entfaltet sich ein aufeinander abgestimmtes System von Affektregulation, das die auftretende Affektivität des Paares verarbeitet. Die schnellen und unterhalb der Wahrnehmungsschwelle ablaufenden Rückkopplungsschleifen sowie die gegenseitige Triggerung assoziativer Vorgänge bei beiden Interagierenden erzeugen dieses unbewusste System.

Interaktionelle Affektregulation

Was genau ist mit »Affektregulation« gemeint? Und was ist eine »intersubjektive« Affektregulation? Es handelt sich hierbei um Vorgänge, bei denen innere Gefühlszustände erzeugt, aufrechterhalten und moduliert werden. Dabei verändert sich ihre Intensität. »Affektregulation« bedeutet auch, dass die mit Affekten verbundenen körperlichen und Verhaltensaspekte beeinflusst werden (Eisenberg et al., 2001). Dabei gilt es, zwei Systeme zu unterscheiden:

- die bewusste Selbstkontrolle, die aus einer rationalen Steuerung der Affekte und des Verhaltens besteht und weitgehend in der linken Hirnhemisphäre vorgenommen wird. Sie stellt die Top-down-Regulation dar;
- die weitgehend rechtshemisphärisch angesiedelte implizite Affektregulation. Sie ist nicht dem bewussten Willen unterworfen. Sie wird mit »Bottom-up-Regulation« bezeichnet.

Beide Systeme greifen ineinander. Eine rein kognitiv angesiedelte Behandlung wird nur die Selbstkontrolle beeinflussen, nicht die implizite Steuerung und Verarbeitung von Gefühlen und Verhalten. Diese Regulationsmuster werden interaktionell erreicht. Das sieht in der Behandlungssituation so aus: In den Sitzungen kommt es immer wieder zu einer gemeinsamen, der jeweiligen Situation angepassten Regulation von Affekten durch das Paar Patient–Therapeut, die für den Patienten bzw. die Patientin bislang schwer zu bewältigen waren. Das erlaubt es ihm bzw. ihr mit der Zeit, den bislang automatisch ablaufenden, dysfunktionalen Umgang mit der eigenen Befindlichkeit zu verändern.

Dieser Zusammenhang mag erst einmal sperrig und schwer zu verstehen sein. Als Illustration soll folgende Fallvignette dienen: Eine Kollegin behandelte eine Frau, die neben depressiven Symptomen seit Längerem an einer körperlichen Symptomatik unklarer Genese litt. Die Therapeutin erfuhr von diesen Symptomen der Patientin erst nach mehr als einem Jahr Behandlungszeit. Es war völlig unklar, ob diese körperliche Symptomatik psychosomatisch oder organisch bedingt war. Die Patientin verleugnete die Gefährdung durch die Körpersymptomatik völlig. In der Behandlung selbst fühlte sich die Therapeutin oft von der Patientin bedrängt und ohnmächtig gemacht. So kam die Patientin der Therapeutin zum Beispiel bei Begrüßung und Verabschiedung oft sehr nahe, sodass diese sich bedrängt fühlte. Oft redete die Patientin sie regelrecht an die Wand, ohne dass die Therapeutin eine Chance hatte, zu Wort zu kommen. Die Behandlerin fand sich lange wie gelähmt. Sie fühlte sich unfähig, diese Erlebnisse zu verstehen und anders als selbst mit Erstarrung und Verwirrung zu reagieren. Erst intensive Supervisions- und Selbsterfahrungsarbeit ermöglichten es ihr, aus der eigenen Lähmung herauszukommen.

Wie war das Ganze nun zu verstehen? Als psychodynamische Arbeitshypothese entwickelten die Kollegin und ich die Vermutung, dass sich in diesen Interaktionen unbewusst Ohnmachtserfahrungen der Patientin aus ihrer Kindheit wiederholten, die aus ausgedehnten Missbrauchserfahrungen stammten. Der Patientin war völlig unbewusst, dass sie die bedrängenden Erfahrungen des Missbrauches und die damit verbundenen, dissoziierten Ohnmachtserlebnisse im Sinne einer Rollenumkehr von Macht und Ohnmacht mit der Therapeutin wiederholte. Auf diesem Wege erlebte die Therapeutin Gefühle, die den dissoziierten Gefühlen der Patientin ähnelten. Vermutlich reagierte die Patientin unbewusst mit Dissoziation auf jegliche emotionale Beunruhigung. Dies entsprach ihrem aus der Missbrauchserfahrung stammenden habituellen Verarbeitungsrepertoire. Damit hatte aber auch ihre Fähigkeit zur Affektregulation generell Schaden genommen. Sie neigte in Situationen von emotionaler Beunruhigung zur Dissoziation.

Durch die körperliche Symptomatik, die sich in Form von Ohnmachtsanfällen zeigte, fühlte sich die Patientin wie gelähmt und konnte dem Gefühl und der Angst, dass etwas mit ihr nicht stimmte, nicht nachgehen. Deshalb war ihr eine Abklärung der Symptome zunächst nicht möglich; sie konnte die Beunruhigung, die sich aus den Ohnmachten ergab, nicht im Sinne einer Selbstfürsorge nutzen und sich um eine diagnostische Abklärung möglicher körperlicher Ursachen bemühen. In der Therapie ging es augenscheinlich um den Umgang mit dem Einholen diagnostischer Informationen. Unterschwellig ging es um ein Verhandeln, wie mit Angst und Ohnmachtsaffekten umgegangen werden kann, ohne dass es zu Machtausübung kommen würde.

Solche Defizite in der Affektregulation, wie sie im Fall dieser Patientin erkennbar sind, fließen später in Form von Enactments in die therapeutische Beziehung ein. Enactments sind natürlich vorkommende Phänomene. In ihnen vermischen sich Übertragung und Gegenübertragung. Beide Beteiligten schaffen gemeinsam etwas, was die Vergangenheit in der Gegenwart lebendig macht (Maroda, 1998).

Im Beispiel von eben sieht das so aus: In der Auseinandersetzung mit der unklaren Genese der Körpersymptomatik waren offensichtlich Affekte aus den traumatischen Missbrauchserfahrungen sowie der Umgang damit mobilisiert. Dieser bestand in einer Verleugnung der Gefährdung und aus mangelnder Selbstfürsorge, indem keine körperliche Abklärung der Symptomatik stattfand. Die bei der Patientin mobilisierten und dissoziierten Gefühle von Ohnmacht und Wut fanden sich durch eine von ihr unbewusst gestaltete Rollenumkehr bei der Therapeutin wieder. Deren eigene Geschichte von Ohnmachtserfahrungen war dabei berührt, was sie selbst erstarren und damit therapeutisch unwirksam werden ließ. Erst die Selbsterfahrung und Supervision ermöglichten es ihr, diese Verquickung mit der Problematik der Patientin zu erkennen und aufzulösen. So wurde sie therapeutisch wieder wirksam.

Verwicklungen dieser Art sind unvermeidbar. Erlebnisse, die im Sinne einer unbewussten Schutzfunktion vor überwältigenden Affekten dissoziiert werden, verschwinden nicht einfach irgendwohin. Sie werden immer wieder in Enactments externalisiert (D. B. Stern, 2006). Wir können sie zur Aufklärung unbewusster Zusammenhänge nutzen. Im obigen Beispiel hatte die Externalisierung der Gefühle seitens der Patientin zur Folge, dass die Therapeutin durch einen sie körperlich bedrängenden und kontrollierenden Umgang ähnliche Affekte erlebte wie die, welche die Patientin dissoziiert hatte. Unbewusst folgte dies dem Muster: »Lieber sollst du ohnmächtig sein, als dass ich mich an die eigene Ohnmacht erinnere.« Erst als die Therapeutin ihre eigene Verstrickung durchdrungen hatte, konnte sich etwas zwischen beiden verändern. Die Beschäftigung mit ihrer persönlichen Affektivität entließ sie aus den eigenen Ohnmachtsgefühlen. Das verschaffte ihr dann die innere Freiheit, ohne Ausübung von Macht und ohne die Patientin zu beschämen auf eine Abklärung möglicher körperlicher Ursachen der Körpersymptomatik zu dringen.

Zunächst musste die Therapeutin die sie selbst überwältigenden Affekte, die bei ihr in Resonanz auf die dissoziierte Affektivität der Patientin entstanden waren, bewältigen. Wer hierzu analytische Begrifflichkeiten verwenden will, wird bei Bion (1957) fündig. Er beschreibt den Prozess der »Entgiftung« solcher bei den Behandelnden auftretenden Gegenübertragungsgefühle. Er nennt dies die »Umwandlung von Beta- in Alpha-Elemente«.

Die Therapeutin fungierte zunächst als Container, anschließend entgiftete sie die toxische Affektivität bei sich selbst. So konnte sie der Patientin solche Gefühle anschließend Schritt für Schritt in einer für diese erträglichen Form zugänglich machen. Die höher ausgebildete Fähigkeit der Behandlerin, unangenehme Affekte zu tolerieren und zu verstehen, war dabei entscheidend für die Veränderung der Patientin. Dass wir Therapeutinnen und Therapeuten – wie im obigen Beispiel erkennbar – auf traumatische Affekte des Patienten oder der Patientin möglicherweise mit einer Resonanz auf eigene Traumatisierungen antworten, ist für diese Behandlungen typisch. Solche Vorgänge sind unvermeidlich. Es ist unsere Aufgabe als Behandelnde, sie uns bewusst und damit zum Wohle der Patientinnen und Patienten handhabbar zu machen. Wie Herberth und Maurer (1997) in ihrem Buch *Die Veränderung beginnt im Therapeuten* beschreiben, stellt die Verarbeitung der affektiven Resonanz des Therapeuten oder der Therapeutin einen wesentlichen Faktor dar, der die Behandlung voranbringt.

Abstimmungsvorgänge im interaktionellen Unbewussten

Wechselseitige Abstimmungsvorgänge führen zum gemeinsamen Unbewussten. Auch diese Vorgänge selbst geschehen weitgehend unbewusst. Gallese (2015) spricht dabei von »verkörperter Simulation«, bei der im Spiegelneuronensystem wechselseitig ein annäherndes Abbild des inneren Zustandes des bzw. der Anderen entsteht und zu einem Zustand an Synchronisation führen kann. Dabei wird der emotionale Zustand des oder der Anderen und der Stand der Beziehung unbewusst fortlaufend überprüft: Wie steht es mit der wechselseitigen Einstimmung? Gibt es Fortschritte oder Unterbrechungen? Die Ergebnisse der jeweiligen Überprüfungen werden wieder in das eigene Verhalten eingespeist. Die Auswirkungen dieser veränderten Verhaltensweisen werden erneut abgetastet. Dies alles geschieht fortlaufend. Deswegen spricht man hier von »Rückkopplungsschleifen«.

Es ist wie beim Tanzen: Stellen Sie sich ein Tangopaar vor. Auch hier geht es um eine gemeinsame Improvisation. Einer reagiert auf den Anderen, unmittelbar, schnell, sich gemeinsam bewegend. Niemand kann sagen, wer wen beeinflusst. Manchmal kommen Impulse von ihr, manchmal von ihm. Oft vollführen beide Figuren, bei denen man nicht mehr erkennen kann, wer den Impuls gibt.

Empathie

Joachim Bauer (2019, 2006) beschäftigt sich mit den neurobiologischen Grundlagen von Resonanzphänomenen zwischen Menschen. Er schreibt über das Spiegelneuronensystem:

> »Die Fähigkeit, Mitgefühl und Empathie zu empfinden, beruht darauf, dass unsere eigenen neuronalen Systeme – in den verschiedenen Emotionszentren des Gehirns – spontan und unwillkürlich in uns jene Gefühle rekonstruieren, die wir bei einem Mitmenschen wahrnehmen« (ebd., S. 51).

Das Gehirn wird so zum Resonanzorgan des Menschen in Beziehung zum eigenen Körper und der Umwelt (Scheurle, 2013). Dabei entsteht eine »verkörperte Simulation« (Gallese, 2015), bei der durch die Funktion des Spiegelneuronensystems wechselseitig ein annäherndes Abbild des inneren Zustandes des oder der Anderen entsteht. Diese Abstimmung erfolgt durch die unbewusste Auswertung aller Sinneskanäle. Optische und akustische Wahrnehmungen, Bewegungen, unbewusste Wahrnehmungen der Affekte des oder der Anderen, der Prosodie und eben die Abbildung des affektiven Zustandes des oder der Anderen im eigenen Spiegelneuronensystem usw. – all dies wird ständig innerlich ausgewertet und in Mikrosekunden in das eigene Verhalten eingepflegt. Der Vorgang selbst wird *affect attunement*, also »Affektabstimmung« genannt.

Konkret spielen dabei zum Beispiel der Gesichtsausdruck, die Körperhaltung, Ton und Artikulation der Stimme, die Koordination der Blicke und andere nonverbale Äußerungen eine Rolle. Sie werden unterhalb der bewussten Wahrnehmungsschwelle aufgenommen und verarbeitet und haben einen unmittelbaren Effekt auf den jeweils Anderen oder die Andere in der therapeutischen Dyade, ohne dass sie bewusst wahrgenommen werden. Diese Art der Interaktion ist Teil des dyadischen Unbewussten des Systems Therapeut–Patient. Wir als Menschen gewinnen nur aus einer solchen engen Verknüpfung, aus solchen Resonanzprozessen, unser Wesen und unsere Entwicklung.

Als Beispiel zur Veranschaulichung dieser Zusammenhänge kann eine Gesprächssequenz aus der Behandlung eines angstneurotischen Patienten dienen: Der Patient litt an einer klaustrophobischen Symptomatik, die ihn meist dazu zwang, den Bus oder die Straßenbahn zu verlassen, wenn es darin zu voll war. Er sprach in der Stunde von beängstigenden Erlebnissen während einer Busfahrt. Die Therapeutin reagierte gelassen, es ängstigte sie nicht, was ihr der Patient erzählte. Dieser suchte im Verlauf des Therapiegespräches das Gesicht, die Körperhaltung und die Stimmfärbung der Therapeutin unbewusst immer wieder danach ab, ob in deren Affektausdruck Signale von Angst zu erkennen waren. Fand er solche nicht, konnte er sich – völlig unbewusst – in seiner Suche nach Beruhigung weiter der Therapeutin anvertrauen. Sollte er allerdings feststellen, dass die Therapeutin vielleicht selbst alarmiert reagierte, würde die affektive Reaktion der Therapeutin, so wenig bewusst sie sich dieser auch sein mag, das Angstniveau des Patienten erhöhen.

Der »Scan« des affektiven Ausdruckes im Gespräch verlief weitgehend unterhalb der Wahrnehmungsschwellen beider. Trotzdem hatte das Ergebnis dieser Überprüfung erhebliche Auswirkungen auf das Gespräch und die Affektregulation des Patienten. Er überprüfte mit dem Scan auch, wie sicher er sich mit der Therapeutin fühlen konnte. Subtil untersuchte er unbewusst ständig das nonverbale Verhalten der Therapeutin im Hinblick darauf, wie diese auf seine Mitteilungen reagierte und welche affektiven Kommentare zu seinen Erzählungen wahrzunehmen waren.

Übertragung und Gegenübertragung

Gespeicherte Muster der Beziehungsgestaltung und Affektverarbeitung formen die Übertragung und Gegenübertragung. Dabei sind Übertragung und Gegenübertragung Teile des Vorgangs, den der Begriff »Resonanz« beschreibt. Das Beziehungsgeschehen im Hinblick auf die Resonanz zu betrachten, hat den Vorteil, dass die schnelle und subtile wechselseitige Beeinflussung der Sprechenden und die unterschwellig wirkenden Rückkopplungsschleifen so besser erfasst werden können, als es allein die Begriffe von Übertragung und Gegenübertragung ermöglichen. Das System Patient–

Therapeut wird zunächst von der im Geschehen von Übertragung und Gegenübertragung enthaltenen dysfunktionalen Affektregulation erfasst. Vorgänge entwicklungsfördernder Emergenz entstehen nun, wenn genügend Sicherheit im Gespräch entstanden ist, um neue Formen der Begegnung zu erproben. In dieser Phase versucht das System Patient–Therapeut, in einen funktionell höherwertigen Zustand der gemeinsamen Affektregulation zu kommen.

Therapien bestehen aus einer Abfolge solcher Sequenzen. Die einzelnen kurzen und sich abwechselnden Gesprächsphasen bezeichnen Daniel Stern, Kolleginnen und Kollegen (2012) als »Gegenwartsmomente«. Diese Sequenzen können nicht technisch erzeugt werden. Sie entstehen emergent. Allerdings erhöhen wir durch unsere spezielle, auf den Patienten bzw. die Patientin abgestimmte Beziehungsgestaltung und durch unsere störungsspezifische Behandlungsführung die Wahrscheinlichkeit für das Eintreten von Veränderungsmomenten. In solchen Momenten sind die Übertragungs- und Gegenübertragungsaspekte auf ein Minimum reduziert und die Begegnung der Interagierenden kommt ins Spiel. Begegnung verändert den intersubjektiven Kontext und dadurch auch das implizite Beziehungswissen über die Beziehung zwischen Patientin oder Patient und Therapeutin oder Therapeut.

Warum es so wichtig ist, dass sich das implizite Beziehungswissen verändert, ist leicht erklärt: Implizites Beziehungswissen und Affektregulationsmechanismen gehören untrennbar zusammen. Im impliziten Beziehungswissen ist der Umgang mit uns und der Welt gespeichert. Verändert sich dieses Beziehungswissen, so verändern sich auch Affektregulationen, die im impliziten Beziehungswissen zur Bewältigung von Anliegen, Gefühlen und Bedürfnissen gespeichert sind. In Behandlungen macht der Abbau von übertragungsbedingter, dysfunktionaler Affektregulation den Raum für neue Affektregulation frei.

Der Einfluss der Behandelnden (durch Containing, Interventionen usw.) bewirkt, dass sich zwischen beiden Beteiligten eine höherfunktionelle Affektregulation entfaltet. Durch Internalisierungen gelangt diese Art der Affektregulation in das Regulationssystem des Patienten bzw. der Patientin. Dies ist mit einer Umformung der Abläufe von Übertragung und Gegenübertragung verbunden. Beide Teile des Gesamtsystems erfahren so eine Veränderung ihres Zustandes. Das Paar aus Patientin oder Patient und Therapeutin oder Therapeut trifft sich in einer neuen affektiven Resonanz.

Steter Tropfen höhlt auch hier den Stein: Wiederholt sich diese Erfahrung im Laufe der Behandlung oft genug, kommt es zu einer stabilen Internalisierung der neuen Affektregulation. Langfristig führt das durch Generalisierung zu einem Transfer in die Lebensbewältigung der Patientin oder des Patienten außerhalb der Therapie.

Zeitliche Verlaufsgestalt

In Phasen der Exploration wird für eine neue Stufe der Affektregulation ein Problem gesucht oder es werden bislang nicht berührte, eher kritische Themen erforscht. »Neue Stufen« bedeutet in diesem Zusammenhang, Interaktionsformen im therapeutischen Gespräch zu etablieren, die optimale Formen der Affektregulation für die zugrundeliegende Motivation bereitstellen.

Man kann sich diese Abläufe wie eine Kette vorstellen, die aus Perlen besteht. Jede Interaktionssequenz stellt eine Perle dar. So setzt sich jedes therapeutische Gespräch wie eine Perlenkette aus einer Abfolge von sich verändernden Resonanzen zusammen. Eine bedingt die andere. Der affektive Endzustand der einen Sequenz ist der Ausgangspunkt der nächsten. Neugierde, Verunsicherung, Angst, Gefühle von Sicherheit; was auch immer entsteht, wird den weiteren Verlauf und die gemeinsame Suche – ob bewusst oder unbewusst – beeinflussen. Dies wird als die »Mikroregulierung« des *Moving-along*-Prozesses (D.N. Stern & The Boston Change Process Study Group, 2012) verstanden. In diesem Prozess des Vorangehens entwickelt sich so eine Abfolge von Gegenwartsmomenten.: »Ein Gegenwartsmoment bildet eine Einheit des dialogischen Austausches, die inhaltlich relativ kohärent ist, emotional homogen und auf ein bestimmtes Ziel orientiert ist. Eine Veränderung einer dieser Komponenten leitet einen neuen, den nächsten Gegenwartsmoment ein« (ebd., S. 34).

Ein Beispiel mag zum Verständnis beitragen: Ich saß mit einer Patientin morgens in der Behandlungsstunde. Sie – vom Temperament her lebendig – erzählte schnell, von einem Thema zum anderen springend. Ich – morgens gedanklich noch langsam – kam nicht mit. Sie bemerkte dies. Es entstand eine Spannung zwischen uns, die die Patientin in einen schwer erträglichen Zustand der Selbstzweifel warf. Es stellte sich heraus, dass sie meine langsame Reaktion auf ihre Erzählungen als Ablehnung erlebte und in der Folge das Gefühl bekam, sie sei schlecht. Dies stürzte sie in eine Dysregulation des Selbstwertgefühls. Ebenso erging es ihr häufig in Beziehungen, wenn zum Beispiel ihr Freund nicht sofort auf eine SMS antwortete, die sie ihm gesendet hatte. Wir verhandelten dann, wie wir solche Situationen zwischen uns auffangen könnten:

Patientin: »Wie kann das mit uns gehen, Sie sollen einfach mit mir springen, schnell, nur so kann ich das Gefühl haben, Sie bleiben mir zugewandt. Sonst erlebe ich es so, dass Sie mich ablehnen, und mir sagen, dass ich nicht gut bin.«

Ich: »Nun ja, ich bin einfach langsamer als Sie, mein Gehirn ist nicht so schnell wie Ihres. Aber ich lehne Sie nicht ab, wenn ich nicht so schnell reagiere. Ich brauche nur mehr Zeit, um Sie zu verstehen.«

Patientin: »Dann muss ich langsamer werden, aber, igitt, das ist, wie an einer Leine gehalten zu werden.«

Ich: »Das ist ja wirklich blöd, sich so zu fühlen. Und wenn ich so schnell mit Ihnen springen müsste, dann bekäme ich das Gefühl, auch an einer Leine hinter Ihnen hergezerrt zu werden.«

Patientin: »Was machen wir denn dann?«

Ich: »Vielleicht sollten wir das trennen: Ich bin halt langsamer als Sie, und ich habe verstanden, dass Sie dadurch in schwer erträgliche Gefühle geraten, abgelehnt zu werden. Aber ich kann Ihnen versichern, dass ich einfach nur langsamer bin als Sie und Ihnen weiter zugewandt bleibe, auch wenn ich Zeit brauche, Sie zu verstehen.«

Den Rest der Stunde vertieften wir dieses Thema, die ursprüngliche Spannung war abgeflaut und wir konnten in einer ruhigen Atmosphäre miteinander sprechen und gemeinsam nachdenken. Immer wieder entstand ein spontanes Lachen, das uns in einer gelösten Stimmung verband. Hier spielte offenbar eine Form von Regression eine Rolle, in die meine Patientin geriet, als ich nicht so schnell antworten konnte, wie sie es brauchte. Die Regression führte sie in frühe Zustände von Verzweiflung und Verlorenheit, gefolgt von einer sich anschließenden Selbstwertkrise. Intrapsychisch hatte sich bei ihr eine Resonanz zwischen der heutigen Situation und früher erlebten Zuständen ereignet. Unser Versuch, den Bruch zwischen uns zu verstehen und wieder zu einem Gefühl der Verbundenheit zu kommen, stellte einen *Break-and-repair*-Prozess dar. Die Unterbrechung der intersubjektiven Resonanz zwischen uns hatte die Patientin in eine innere Resonanz mit einem frühen Verlassenheitsgefühl geführt, die wir gemeinsam wieder auflösen mussten, damit sich die intersubjektive Resonanz, die dann von Gefühlen von Erleichterung und Freude begleitet war, wieder einstellen konnte.

Das anschließende spontane (emergente) Lachen mit dem Gefühl der Verbundenheit kann man als Ergebnis der Suche nach einer Überwindung des Bruches zwischen uns verstehen. In Daniels Sterns Terminologie waren diese Augenblicke »Begegnungs- und Veränderungsmomente«. Die Suche nach einem Verständnis dafür, warum die Patientin Kommunikationspausen, die subjektiv zu lange dauern, als so verheerend erlebte, konnte erst dann weitergehen, als wir zwischen uns den von ihr erlebten Bruch wieder heilen konnten.

Affektive und kognitive Ebenen können erst dann zusammenwirken, wenn die intersubjektive Resonanzstörung auf der emotionalen Ebene aufgehoben ist. Erst die Heilung des Resonanzbruches ließ im Beispiel von eben ausreichend Sicherheit entstehen, aus der heraus eine weitere Exploration der Zusammenhänge erfolgen konnte. Entstehung und Wirkung von Emergenz lassen sich in dieser Sequenz gut beobachten: Die Suche nach Verständigung bereitete emergente Vorgänge vor, bewusst herbeiführen konnte man sie nicht. Allerdings ist das gemeinsame Lachen ein emergenter Vorgang, der eine eminent heilsame Wirkung hat: Wir vergewisserten uns, dass wir uns emotional wieder »gefunden«, den Bruch geheilt hatten. Diese Resonanz im Lachen war wie eine kurze emotionale Punktschweißung. In der Summe vieler solcher Begegnungsmomente wird sie die mangelnde Objektkonstanz, unter der die Patientin litt, abmildern oder sogar aufheben können.

Zusammenwirken verschiedener Resonanzebenen

Das Bild der Perlenkette als Illustration einer Abfolge von unterschiedlich affektiv getönten inneren Zuständen muss man um eine weitere Dimension ergänzen. Die einzelnen Perlen, die auf der Schnur aufgereiht sind, stellen die mehr oder weniger kurzen Sequenzen im Gespräch dar. Man spricht über dies und das, bewegt sich von einem Thema zum nächsten. Nun stellen Sie sich eine Lampe vor, die von unten auf die Kette scheint. So färbt das Licht der Lampe die Kette. Dieses Licht wäre mit einer zweiten, unbewussten Ebene zu vergleichen, die unser Erleben prägt. So kann etwa die Angstbereitschaft ein solches Licht darstellen. Sie färbt alles Erleben, also auch jede einzelne Episode – jede einzelne Perle – des therapeutischen Gesprächs. Auch diese Ebene von affektiver Resonanz, die eher einer grundlegenden Färbung entspricht, nimmt Einfluss auf das Gespräch.

Ich will dies mit einem Beispiel aus der Welt der Musik verdeutlichen. Wer schon einen Dudelsack spielen gehört hat, kennt das: Das Instrument verfügt über einen sogenannten Bordun. Das ist ein Grundton, der immer klingt. Neben diesem Bodun gibt es eine Melodie, die dazu gespielt wird. Beide Töne sind gemeinsam hörbar, Bordun und Melodie erzeugen den Gesamtklang. Sie beeinflussen sich und mischen sich zu dem, was wir hören.

So ähnlich kann man sich den Zusammenhang zwischen unbewusster Stimmung und aktueller Gesprächsepisode vorstellen. Verschiedene, mehr oder weniger bewusste Ebenen von unterschiedlichen, affektiv getönten inneren Strebungen mischen sich. Sie beeinflussen sich gegenseitig. So gesehen, müssen wir von verschiedenen unbewussten Ebenen der Resonanz in der therapeutischen Interaktion sprechen. Diese verschiedenen Ebenen beeinflussen einander wie Bordun und Melodie.

Zur Illustration will ich die Behandlung einer Patientin mit einer Angststörung anführen. Sie war in einer Familie aufgewachsen, in der der Vater aus beruflichen Gründen weitgehend abwesend war. Kam er dann nach Hause, war er meist müde und zog sich von der Familie zurück. Zeitweise hatte er auch mit depressiven Stimmungen zu kämpfen. Die Mutter, mit den Kindern meist allein und oft überfordert, erlebte die Welt als angsteinflößend. Sie hatte selbst mit einer Angststörung zu kämpfen, die ihr wenig Bewegungsfreiheit erlaubte. Die Patientin wuchs auf, ohne die Separations- und Individuationsphase mit einer gesunden Selbstständigkeitsentwicklung zu durchlaufen. Die Mutter hielt sie möglichst eng am Haus. Jede Explorationsaktivität des Kindes ängstigte sie.

Das Mädchen lernte schnell, die Angst der Mutter auf sich zu beziehen und explorative Wünsche als angstbesetzt zu konnotieren. In der Folge stellte sie diese zurück oder unterdrückte sie vollständig. Gleichzeitig entwickelte sich ob dieser Einschränkungen eine Frustrationsaggression, die aus Gründen der Beziehungssicherung gegenüber der Mutter unbewusst bleiben musste. In der Folge wurde dieser unbewusste Ärger projektiv der Mutterimago zugewiesen. Jeder explorative Impuls traf auf die internalisierte, entmutigende Erfahrung mit der Mutter und wurde heruntergefahren. Zusätzlich war die Mutterimago projektiv aggressiv-strafend aufgeladen. Dies mochte jeden explorativen Impuls unbewusst zusätzlich beängstigend erscheinen lassen. Die Beziehung zum weitgehend abwesenden Vater konnte diese Entwicklung nicht kompensieren. Auch der Vater konnte ihr wenig Erfahrung mit einer freudigen Erkundung der Welt vermitteln.

Als Charakterstruktur generalisiert führte dies im Erwachsenenleben dieser Patientin dazu, dass die Welt ihr gefährlich und beängstigend erschien. Auf diesem Weg entwickelte sie eine angstneurotische Struktur. Diese Ebene stellte eine tief unbewusste Schicht von Affektregulation dar, in der jeder heute auftretende expansive Impuls – sei es der Wunsch nach weiten Urlaubsreisen, beruflichen Entwicklungen oder Ähnliches – als gefährlich erscheinen musste.

Im Bild der Perlenkette gesprochen, stellt diese unterschwellige Angstbereitschaft das Licht der Lampe dar, das jede einzelne Episode, über die Sie mit der Patientin sprechen – die einzelnen Perlen – im Sinne einer ängstlichen Stimmung färbt. Die charakterlich geprägte Angstbereitschaft stellt gleichsam den Grundton – den Bordun – im Leben der Patientin dar. Die Melodie sind die verschiedenen Aktivitäten, die sie unternimmt: die Kinder in den Kindergarten bringen, Urlaubsreisen planen, sich beruflich entwickeln usw. – all dies ist von einer ängstlichen Stimmung unterlegt. Es tritt eine Wechselwirkung zwischen der unterschwelligen Angstbereitschaft und den alltäglichen Lebensaufgaben der Patientin ein. Auch dies können wir als »innere Resonanz« beschreiben.

Unsere therapeutische Aufgabe besteht nun darin, beide Ebenen zu bearbeiten: die alltäglichen Ereignisse und Erlebnisse der Patientin, aber auch die zugrundeliegende Angstbereitschaft. Wir könnten vielleicht in die Rolle eines ermutigenden Vaters eintreten, der die Welt als etwas darstellt, das aufregend ist und das es zu erkunden gilt. Dies kann als neue, korrigierende Erfahrung wirken. Sollten wir diese Rolle in der Behandlung durchgehend als Grundton unserer Haltung aufrechterhalten können, so wird die innere Mutterimago der Patientin, aus der heraus die Welt als beängstigend erscheint, um eine andere Sichtweise ergänzt. Dies würde dann die innere Resonanz der Patientin mit der internalisierten Mutter abmildern. So würden wir die Angstneurose der Patientin, wegen der sie ursprünglich zu uns kam, abmildern oder sogar heilen können. Es könnte sich eine strukturelle Veränderung vollziehen, die nicht nur die Symptomebene betrifft.

Dergestalt lassen sich verschiedene Ebenen der Resonanz im therapeutischen Geschehen identifizieren. In Anlehnung an Stern kann man von »Mikroresonanzen« sprechen, die in größere, zeitlich längere Resonanzen eingebettet sind. Man kann sich dies vorstellen wie das Wellenbild auf dem Meer: An der Oberfläche sehen wir kleine Windwellen, die auf den längeren Wellen der Dünung aufgeprägt sind. Sie greifen ineinander, verweben sich zu einer gemeinsamen Oberfläche, unter der die Strömung beider Einflüsse sich kombiniert und zusammenwirkt. Navigieren wir auf diesem Wasser, werden wir vom Zusammenwirken beider Wellen bewegt. Manchmal können wir die Bewegungen unseres Schiffes durch die Dünung spüren, manchmal die Bewegungen durch die Windwellen. Oft können wir beide Einflüsse nicht mehr unterscheiden. Wir sind einer Bewegung ausgesetzt, die durch die Kombination beider Einflüsse bedingt ist.

Dissoziation und Resonanz

Dissoziation soll Betroffene davor schützen, von zu großen Affektstärken überschwemmt zu werden. »Überschwemmt« werden: Dies ist ein Bild für einen Vorgang, bei dem das psychische System droht, bei der Regulation von Affekten von der jeweiligen Affektstärke überfordert zu werden. Häufig handelt es sich dabei um Angst, Hilflosigkeit und Ohnmachtsgefühle. Tritt diese Überforderung ein, kommt es intrapsychisch zu einer Abriegelung der Wahrnehmung von Affekten, also zu einer Unterbrechung der intrapsychischen Resonanz. Die Bedeutungsgebung für das, was gerade erlebt wird, fällt dadurch aus. Es entsteht zum Beispiel ein Leeregefühl oder im Extrem eine stuporöse Lähmung.

Im Kontakt mit Menschen mit dissoziativen Störungen – häufig bei der Behandlung von Traumata – kann man ein anderes Phänomen antreffen: ein Auseinanderfallen von intra- und interpersoneller Resonanz. Die intrapsychische Resonanz der Betroffenen bleibt erhalten, aber die Fähigkeit zur interpersonell wirksamen Vermittlung des Erlebten steht nicht zur Verfügung. Dies kommt durch eine Dissoziation des erlebten Affektes und des Ausdrucksverhaltens zustande. Der erlebte Affekt kommt nicht auf die muskuläre Ebene des Affektausdruckes. Gefühle finden keinen Zugang zum Ausdrucksverhalten. Dies ist mit einem Einfrieren des Ausdrucksgeschehens aufseiten der Patientinnen und Patienten verbunden. So kann ein empathisches Anteilnehmen interpersonell nicht stattfinden. Es kann passieren, dass wir als Therapeutinnen und Therapeuten kaum oder gar nicht mitbekommen, wenn eine Patientin bzw. ein Patient in einem traumatischen Erleben gefangen ist. Die interpersonell wirksame Dissoziation der aversiven Affekte der Patientin ist dabei teilweise so stark, dass die von ihr erlebten schmerzhaften Erlebnisse nicht in das nonverbale Ausdrucksgeschehen einfließen können. So vermittelt sich uns das Leid der Patientin über die unbewusste Kommunikation kaum oder gar nicht – die interpersonelle Resonanz ist gestört.

So erging es einer Patientin und mir in einer Stunde, in der wir die ganze Zeit flüssig miteinander sprachen. In der Folgestunde berichtete sie mir, dass sie im Gespräch mit mir Zustände von extrem schmerzhafter Einsamkeit erlebt hatte und völlig unfähig gewesen war, dies mir mitzuteilen. Ich hatte davon nichts gespürt. Auch meldeten sich bei mir keine Warnzeichen in meiner eigenen Befindlichkeit, wie man das manchmal in einer Art innerer Abwesenheit oder Abgelenktheit als Zeichen für eine Ausbreitung dissoziativer Zustände spüren kann. Die Trennung von Erleben und Ausdrucksverhalten war so stark gewesen, dass mir auch mittels unserer nonverbalen, unbewussten Kommunikation nichts von der inneren Not der Patientin spürbar geworden war.

Zum Glück für den Behandlungsprozess konnte sie mir zumindest im Nachhinein sagen, wie es ihr ergangen war. So entwickelten wir im Laufe der Zeit zunächst Warnzeichen – wie zum Beispiel das Erheben einer Hand im Gespräch –, wenn sich solche Zustände ankündigten. Wir fanden im Laufe der Zeit Wege, das Auseinanderfallen der Resonanzebenen zwischen uns zu verringern. Über die Jahre, die diese Behandlung dauerte, gelang eine Integration der traumatischen Zustände.

Diese Vorgänge sind nicht einseitig auf die Person des Patienten oder der Patientin beschränkt. Auch wir als Behandelnde können in Abwehrprozesse geraten, bei denen wir in der Behandlung in angeregtes eigenes Erleben dissoziieren. Wir regeln damit unser eigenes Gefühl von Bedrohtsein herunter. Dissoziation als Schutz vor Affektansteckung kann auf beiden Seiten stattfinden.

Resonanz innerhalb des Systems

Paul Federn (1993) beschrieb, dass das Ich des Menschen nicht aus einer einheitlichen Struktur, sondern aus verschiedenen Anteilen von Ich-Zuständen zusammengesetzt sei. Diese werden mit jeweils spezifischer Regulation bewältigt.

Stellen Sie sich vor, dass Sie einen Patienten behandeln, der eine sehr anspruchsvolle berufliche Aufgabe zu bewältigen hat. Er weiß, dass er die Fähigkeiten hat, diese Aufgabe zu meistern, nimmt sie aber über Monate hinweg nicht in Angriff. So geschah es ihm in vielen privaten und beruflichen Anliegen. Während der Anamnese erfahren Sie, dass der Mann vor einigen Monaten einen nicht selbstverschuldeten, schweren Autounfall erlebt hatte. Er musste mit ansehen, wie andere Beteiligte am Unfallort starben. Er selbst blieb erstaunlicherweise unverletzt. Diese Erfahrung hatte eine traumatische Wirkung auf ihn. In der Folge entstanden schwere Ohnmachtsgefühle und eine Störung des Vertrauens darin, selbstwirksam tätig sein zu können.

Dies ist oft eine Folge traumatischer Erlebnisse. Entgegen allen bewussten Wissens gelingt es den Menschen dann nicht mehr, einfache oder auch umfangreichere Anliegen zu erledigen. Unbewusst generalisiert sich das aus dem traumatischen Einfluss stammende Ohnmachtsgefühl und unterbricht den Impuls-Handlungsablauf bei vielen Anliegen. So war es auch bei diesem Patienten. In vielen Lebensbereichen prokrastinierte er in der Zeit nach dem Unfall. Das Ohnmachtserlebnis des Unfalls hatte sich weit in verschiedene Lebensbereiche generalisiert. Die Erfahrung, nichts tun und den Verlauf der Dinge nicht beeinflussen zu können, war über das Einzelerlebnis hinaus zu einem zentralen Merkmal seiner Lebensführung geworden. Hier hatte ein innersystemischer Informationstransfer der Ohnmachtserfahrung in viele Bereiche der Affektverarbeitung im Bereich der Impuls-Handlungskette stattgefunden.

Innerhalb der Behandlung wurde mittels EMDR der Unfallablauf prozessiert. Zusammen mit der Besprechung anderer Themen löste sich dadurch die traumatische Fixierung auf den Unfall auf. Der Mann konnte in der Folge wieder sein Leben wie vorher bewältigen. Die Arbeit am Unfallerlebnis selbst hatte erneut einen innersystemischen Informationstransfer stattfinden lassen, diesmal in umgekehrter Richtung: Es gelang, das Ohnmachtserlebnis wieder aus der Kette der Impuls-Handlungsabfolgen herauszulösen.

Die Bearbeitung einzelner Ich-Zustände mit der jeweils spezifischen Affektregulation hat Einfluss auf das Gesamtsystem, also auf das Gesamt der zur Verfügung stehenden Affektregulationen. Dies hat folgenden Grund: Systeme haben die immanente Eigenschaft, sich zu einem höheren Zustand der Funktionalität entwickeln zu wollen. Dies betrifft die selbstorganisierende Funktion von Systemen. Carl Rogers (1986) hat diese Zusammenhänge mit dem Begriff der Selbstaktualisierungstendenz beschrieben. Wir Menschen wollen uns entwickeln, wollen immer mehr und flexiblere Formen der Affektregulation erreichen, die unserer Lebenssituation angemessener sind. Entwicklung ist eine uns angeborene Eigenschaft. Sie ist ein Aspekt der selbstorganisierenden Funktion des Menschen. Es braucht allerdings eine geeignete Umgebung, die die Entfaltung dieser Funktion begünstigt.

In Behandlungen stellt die therapeutische Beziehung diese Umgebung bereit, damit sich unsere Patientinnen und Patienten entwickeln können. Gelingt dies, bedeutet es einen Qualitätssprung in Richtung einer höheren Funktionalität des Systems Psyche. Dieser oft beobachtbare Sprung in den Möglichkeiten der Affektregulation hat sehr häufig den innersystemischen Informationstransfer – also eine Generalisierung der regulatorischen Fähigkeiten – zur Grundlage.

Um das zu verdeutlichen, gehe ich noch einmal zurück zum Beispiel des Patienten, der den Unfall erlitten hatte. Sein inneres Programm, das es ihm ermöglichte, Anliegen zu bewältigen, wurde durch das traumatische Erlebnis verändert. Zuvor hatte er über die Fähigkeit verfügt, alle Gefühle, die beim Verfolgen von Aufgaben egal welcher Art entstanden, so regulieren zu können, dass seine Anliegen bewältigt werden konnten. Die Impuls-Handlungskette bestand hierbei darin, motivierende Gefühle wahrzunehmen, darüber nachdenken zu können, wie die Vorhaben technisch umzusetzen seien, immer wieder Frustration bei Hindernissen zu tolerieren und bei unerwarteten Rückschlägen die Zuversicht aufrechtzuerhalten, die Handlung erledigen zu können.

Das traumatische Unfallerlebnis hatte diese Kette unterbrochen. Unbewusst wurde die Zuversicht blockiert, etwas bewirken zu können. Dies beeinflusste auch die Spannungstoleranz, Frustrationen aushalten zu können. Es war sozusagen zu einer »Umprogrammierung« gekommen. Nicht mehr die Aussicht auf Erfolg, sondern die Aussicht auf Misserfolg (J. Heckhausen & H. Heckhausen, 2018) war die motivierende Kraft geworden. Die Einzelerfahrung aus dem Unfall, nichts tun zu können, was den Lauf der Dinge beeinflusste, hatte sich innerpsychisch generalisiert. Es war zu einem Informationstransfer in viele Lebensbereiche hineingekommen.

Die Behandlung machte diesen Effekt rückgängig: Durch die Prozessierung des einzelnen Ohnmachtserlebnisses im Laufe der Therapie erfolgte ein erneuter Informationstransfer hin zur Abmilderung der Ohnmachtsgefühle. Die Impuls-Handlungsketten in Bezug auf das Verfolgen von Anliegen wurden von der generalisierten Unterbrechung durch Ohnmachtsgefühle befreit.

Oft ist es dabei nicht allzu bedeutsam, über welche Themen wir mit unseren Patientinnen und Patienten sprechen. Wichtig ist vielmehr, dass es bei der Bearbeitung dieser Themen zu einer Veränderung der Affektregulation kommt. Was Freud mit dem Begriff des Durcharbeitens meinte, war genau dies: Wird bei verschiedenen Themen eine ähnliche Affektregulationskette verändert, kommt es zu generellen Veränderungen dieser Regulationsmechanismen, die dann auch bei den verschiedensten Anliegen zur Verfügung stehen.

Innersystemischer Informationstransfer ist auch in anderen Bereichen zu erkennen. Im Bereich der Physiotherapie gibt es die sogenannte »Triggerpunkt-Massage«. Sie besteht darin, an bestimmten Stellen der Körpermuskulatur mittels Druck Einfluss auf ganze Muskelketten auszuüben. Der Druck auf einzelne Stellen bewirkt eine Veränderung in ganzen Muskelpartien. Es findet also ein innersystemischer Informationstransfer statt.

Intrapsychische Resonanz

Regression und Resonanz

Der Regressionsbegriff legt eine geordnete, zeitliche Entwicklungsabfolge von Funktionen und damit unterscheidbare Grade von Reife und Unreife nahe. Um eine damit verbundene Wertung zu vermeiden, könnte eine Sichtweise hilfreich sein, die die Frage in den Fokus stellt, ob eine der Situation angepasste oder weniger angepasste Affektregulation zur Verfügung steht. Vor diesem Hintergrund will ich die Zusammenhänge zwischen Regression und Resonanz weiter erläutern.

So mag ein Patient von heftigem Weinen und Verzweiflung plötzlich zu einer nüchtern-rationalen Erzählweise wechseln, die dann erneut in Verzweiflung übergeht und vielleicht in einem stummen Vor-sich-hin-Brüten endet. In diesem Beispiel können wir drei verschiedene Stufen der Affektregulation beschreiben. Wenn unser Patient weint, wird er vielleicht traurig oder verzweifelt sein. Berichtet er dann nüchtern, was geschah, so wird er sich gefasst fühlen. Die Verzweiflung ist in den Hintergrund getreten und er denkt eher lösungsorientiert. Brütet er dann aber anschließend stumm vor sich hin, ist er vermutlich in einen Zustand von Ratlosigkeit und Hilflosigkeit gekommen, und die Fähigkeit, einen möglichen Ausweg zu sehen, ist nicht mehr vorhanden.

Frühere, momentan aktualisierte Erfahrungen mit ähnlichen Situationen prägen unser Erleben wie ein Grundton, der mitklingt. Vergangene Stimmungen fließen so in die aktuelle Situation ein und beeinflussen die gegenwärtige Befindlichkeit. Es kann sogar sein, dass sie uns genauso fühlen lassen, wie wir es schon einmal erlebt haben. Wir geraten dann in Resonanz mit früheren Erfahrungen, deren Gefühlsgehalt noch einmal erlebt wird. Dabei verändert sich die zur Verfügung stehende Affektregulation mit dem Ausmaß, in dem Resonanz mit einfließenden Erlebnissen eintritt. Denn:

Die aktualisierten Erfahrungen sind mit den damals zur Verfügung stehenden Regulationsmechanismen verknüpft. Die Erinnerung zum Beispiel an früher erlebte Hilflosigkeit aktualisiert automatisch die damals vorhandenen Probleme im Umgang mit diesen Gefühlen.

Wechselnde Übertragungen stellen sich uns so gesehen als verschiedene innere Resonanzen des Patienten bzw. der Patientin dar. Wir sind dazu angehalten, zu den einzelnen Regressionsstadien passende Anregungen zur Anhebung des Affektregulierungsniveaus zu geben.

Ein Kollege erzählte mir folgendes Beispiel: In einer Klinik fand die Visite statt, an der mehrere Ärztinnen und Ärzte beteiligt waren. Eine Patientin erzählte von aktuellen Ängsten bezüglich einer beruflichen Entscheidung und brach in heftiges Weinen aus. Kein Sprechen konnte sie beruhigen, sie wurde von immer heftigerem Weinen geschüttelt. Dem behandelnden Arzt kam sie in diesem Moment wie ein verzweifeltes, kleines Kind vor, das durch Sprache nicht mehr erreichbar war. Er überlegte: Was würde er mit einem Kind machen, das von Panik geschüttelt wird und das keine Worte mehr erreichen? Vorsichtig nahm er die Patientin minutenlang in die Arme, bis sie zur Ruhe kam. Die Patientin beruhigte sich und konnte bis zur nächsten Behandlungsstunde warten, um diese Angelegenheit zu besprechen. Die Visite konnte weitergehen, die Gruppe der Ärztinnen und Ärzte wandte sich anderen Patientinnen und Patienten zu.

In der Nachbesprechung dieser Episode entwickelten die Behandelnden folgende Hypothese zum Verständnis: Die Patientin war aufgrund eines sie beunruhigenden Vorfalls am selben Tag in eine solche Regression geraten, aus der heraus sie innerlich in ein sehr frühes Stadium der Affektregulation abglitt. Sie erlebte pure Verzweiflung, ohne sich beruhigen zu können. In diesem regressiven Stadium mangelnder Regulation der anfänglichen Ratlosigkeit, die sich zu panikartiger Verzweiflung gesteigert hatte, konnte sie durch Sprache nicht mehr erreicht werden. Indem der Arzt dies spürte und überlegte, wie er reagieren könne, stellte er Resonanz mit dem verzweifelten inneren Kind der Patientin her, indem er dieses Kind wie ein Vater tröstend hielt. So gelang es der Patientin, wieder aus ihrer Regression herauszufinden.

Die Episode wurde in der Einzeltherapie aufgearbeitet: Die Patientin hatte hier, entgegen ihrer mitgebrachten (übertragungsbedingten) Erwartung, mit Gefühlen der Verzweiflung allein zu bleiben, die korrigierende emotionale Erfahrung des Gehaltenwerdens gemacht. Neben diesen Zusammenhängen konnten Behandler und Patientin in den folgenden Wochen auch besprechen, wie die Visite als Auslöser von Erinnerungen an frühere, beängstigende Situationen in einem Heim fungierte, in denen sie immer wieder sadistisch bestraft und isoliert worden war. Die Gruppe der Ärztinnen und Ärzte hatte sie offenbar unbewusst an diese Situationen erinnert. Die anschließende Erfahrung, tröstend gehalten und nicht für ihre Verzweiflung bestraft zu werden, wurde zu einem Wendepunkt in der Behandlung. Es folgten intensive einzeltherapeutische Gespräche über lebensgeschichtlich frühe Erfahrungen von Haltlosigkeit im Elternhaus und im Heim.

Offenbar war die Situation in der Visite eine überaus wichtige, zentrale Erfahrung von Gehaltenwerden für die Patientin. Das Stationspersonal berichtete, dass sie in den folgenden Wochen sehr aktiv wurde, strukturiert ihre Zukunft planen konnte und insgesamt sehr geordnet erschien. Die im Klinikalltag sicherlich ungewöhnliche Intervention des Behandlers lässt verstehen, wie die innere Resonanz der Patientin – das Abgleiten in einen unregulierten Panikzustand – und die emotionale Resonanz des Arztes zusammenspielten und zu einem Anheben in der Regulationsfähigkeit der Patientin führten.

Resonanz und Wechsel zwischen Motivationssystemen

Neben dem Zusammenwirken verschiedener unbewusster Resonanzebenen können wir den Resonanzverlauf weiter nach dem Zusammenspiel von Motivationssystemen ausdifferenzieren. Lichtenberg, Lachmann und Fosshage (2017) unterscheiden fünf biologisch fixierte Motivationen, die unser Erleben und unsere Beziehungen prägen:

1. Notwendigkeit, physiologischer Bedürfnisbefriedigung
2. Bedürfnis nach Bindung
3. Bedürfnis nach Selbstbehauptung und Exploration
4. Bedürfnis nach Widerspruch oder Rückzug
5. Bedürfnis nach sinnlichem Vergnügen und sexueller Erregung

Oft wirken mehrere Motivationen gleichzeitig. Genießen wir zum Beispiel mit Freunden ein Essen, so wirken der Drang zum Erfüllen des physiologischen Bedürfnisses nach Nahrung, unsere Bindungsmotivation sowie unser Wunsch nach sinnlichem Vergnügen zusammen.

Zwischen Motivationssystemen können aber auch Konflikte auftreten, die zu einem Wechsel des dominanten Motivationssystems führen. Stellen

Sie sich vor: Ein Jugendlicher und sein Vater planen gemeinsam eine Reise. Bei beiden wirken in dieser Phase das Bindungsbedürfnis und das Bedürfnis nach Exploration. Kommt der Vater aber auf die Idee, ausgiebig Museen zu besuchen, so wird sein Sohn möglicherweise grenzenlose Langeweile auf sich zukommen sehen. Er kommt in einen Konflikt zwischen Bindungsbedürfnis und Selbstbehauptung. Nun wird bei ihm vermutlich das Bedürfnis nach Widerspruch und Rückzug aktiviert. Das Einverständnis zwischen Vater und Sohn hat sich verändert: Die Atmosphäre zwischen beiden kühlt ab. Möglicherweise kommt es zum Streit. Dies verändert die Resonanz im Gespräch, weil bei einem von beiden (dem Sohn) ein anderes Motivationssystem aktiviert ist. Es ist eine intrapsychische (beim Sohn) und eine interpersonelle Dissonanz entstanden. Ursächlich war ein Wechsel im Motivationssystem eines der Beteiligten. Diese Veränderungen haben Auswirkungen auf die Resonanz zwischen beiden.

Dieses Beispiel soll illustrieren, was für unsere Behandlungen wichtig ist: Erleben wir Veränderungen zwischen unseren Patientinnen und Patienten und uns, so kann dies in einer Fluktuation der Motivationssysteme begründet sein. Diese Fluktuation kann bei uns oder unseren Patientinnen und Patienten vorliegen. Meist ist es ein gemeinsamer Prozess. Wenn Vater und Sohn im obigen Beispiel sich darauf einigen, nur ein Museum zu besuchen und den Rest der Zeit den Interessen des Sohnes nachzugehen, so hat sich wieder eine positiv getönte Verbindung eingestellt. Das jeweilige Bindungsbedürfnis beider und die unterschiedlichen Explorationsinteressen sind durch einen Kompromiss austariert worden.

Resonanz mit inneren Objekten im Lebenszyklus

Die Psychoanalyse entwickelte das Konzept der inneren Objekte als Antwort auf die Frage, wie wir Beziehungserfahrungen internalisieren. Der Begriff stellt ein Kürzel für eine seelische Funktionseinheit dar. Diese umfasst die Speicherungen von Beziehungserfahrungen mit einer primären Bezugsperson. Sie beinhaltet ein Anliegen, die Beziehungserfahrung mit Anderen und eigenen Zuständen, seien sie körperlicher oder mentaler Art, sowie Interaktionsabläufe und Mechanismen zur Regulation der damit verbundenen inneren Zustände. Im Laufe des Lebens reichern sich diese Beziehungserfahrungen mit Erlebnissen mit anderen Personen an, mit denen wir ähnliche Bedürfnisse verfolgt haben. So kommt es mit der Zeit zu einem generalisierten Repertoire von Affektregulationen. Diese stehen in Verbindung mit denjenigen Bedürfnissen, Gefühlen und Beziehungswünschen, die die Interaktionen bestimmt hatten.

Aktuelle Anliegen, Bedürfnisse, Wünsche, Motivationen rufen die in den inneren Objekten gespeicherten affektregulativen Fähigkeiten ab. Diese Speicherungen, die sich in der Funktionsgruppe des inneren Objekts niederschlagen, unterliegen lebenslang einer Umformung, die auch auf Abwehrvorgängen beruhen kann. So werden innere Objekte umgestaltet. Sie stellen keine Eins-zu-eins-Speicherung der tatsächlichen Erfahrung dar. Wichtig dabei ist: Innere Objekte haben eine bewusste und eine unbewusste Komponente.

Stellen Sie sich zum Beispiel einen Jungen vor, der einem autoritären Vater ausgesetzt ist. Viele Erfahrungen mit diesem Vater bringen Ohnmachtsgefühle aufseiten des Kindes mit sich. Zudem wird als Abwehrvorgang vielleicht die eigene unterdrückte Aggression projektiv dem Vater gegenüber intrapsychisch dem Vaterbild zugeschlagen. So wird er als aggressiver und bedrohlicher wahrgenommen, als er sich in den jeweiligen Situationen vielleicht tatsächlich verhielt. Hat dieses Kind dann als Heranwachsender in seiner Ausbildung einen Chef, so werden sicherlich die Erfahrungen mit dem eigenen Vater anklingen. Dies bedeutet, dass er vielleicht seinen Chef als ähnlich dominant erlebt wie früher seinen Vater und sich selbst als so hilflos wie damals. Sein Umgang mit Anweisungen seines Vorgesetzten wird ähnlich sein wie früher. Vermutlich wird er manchmal bockig sein, wenig flexibel im Umgang mit klaren Anweisungen. Um im Beruf voranzukommen, wird er lernen müssen, die Erfahrungen mit seinem Vater so zu relativieren, dass ihm mehr Flexibilität im Umgang mit Autoritätspersonen zur Verfügung steht.

Der Begriff des inneren Objektes meint den Niederschlag von Beziehungserfahrungen. Man kann ihn um die Vorstellungen, die wir von uns selbst haben, erweitern. Das Realselbst bezeichnet die Vorstellung unserer Eigenarten und Fähigkeiten, zusammen mit dem dazugehörigen Regulationsrepertoire. Hier lagern sich Erfahrungen ab, die zu einem realistischen Bild unserer Eigenarten und Fähigkeiten geführt haben. Die Vorstellungen davon, wie wir sein wollen, finden sich im Idealselbst. Auch Fantasien und normative Vorstellungen fügen Inhalte zu inneren Objekten hinzu.

Diese Funktionsgruppen sind vernetzt, bilden sie sich doch meist aus Erfahrungen mit anderen Menschen. Sie haben steuernden Charakter. Diese inneren Objekte können durchaus zu Konflikten führen. So stellen viele unserer Anstrengungen Versuche dar, uns in Richtung des Idealselbst zu entwickeln: Lernen wir zum Beispiel ein Instrument, so üben wir, weil wir etwas spielen wollen, was wir musikalisch noch nicht beherrschen. Dabei antizipieren wir einen gewünschten, aber noch nicht erreichten Zustand: Die Vorstellung, das gewünschte Stück spielen zu können, ist Inhalt unseres Idealselbst.

Die Spannung zwischen realen und angestrebten Fähigkeiten erzeugt eine motivierende, affektive Spannung. Diese hat Auswirkungen: Krause (1998) spricht von der »propositionalen Struktur von Affekten«. Gemeint ist die Eigenschaft von Affekten, eine Handlung zu initiieren. In diesem Fall bewegt die Spannung zwischen Real- und Idealselbst uns dazu, intensiv das Spielen des Instruments zu üben, um dem angestrebten Ziel, ein Stück spielen zu können, näher zu kommen. Der Unterschied zwischen Können und Wollen motiviert uns, zu üben, bis wir dem angestrebten Zustand nahekommen oder ihn erreichen. Verfügen wir über die Fähigkeiten, das Stück zu spielen, rückt dies vom Idealselbst in unsere Vorstellung von den eigenen Fähigkeiten (unserem Realselbst) auf. Üben wir es dann eine Weile nicht mehr, rückt die Qualität dessen, was wir spielen können, wieder – zumindest teilweise – in den Bereich des Idealselbst. Spielt ein Musiker in einem Konzert ein Stück unbefriedigend, so mag dies eine Kränkung in seinem Selbstwertgefühl mit sich bringen. Als Kompensation übt er das Stück so intensiv, dass er es anschließend gut spielen kann. Dies stellt die Balance im Selbstwertgefühl wieder her. Mir sagte einmal eine Sängerin: »Wenn ich einen Tag nicht übe, passiert nichts. Singe ich zwei Tage nicht, merke ich es. Bei drei Tagen hört es das Publikum.« Diese Sätze spiegeln die Fluktuation zwischen Real- und Idealselbst gut wider.

Bei der Ausbildung der Inhalte des Idealselbst spielen Identifikationen eine große Rolle. Lebenslang nehmen wir Bilder von unseren primären Bezugspersonen und Vorbildern in uns auf, wie wir sein wollen. Uns allen ist dies aus den Zeiten der Ausbildung vertraut. Wir haben es oft damit zu tun, dass wir Leitbildern folgen, die wir im Laufe der Ausbildung verändern müssen.

Ich erinnere mich an ein Seminar, in dem ich eine Behandlung supervidierte. Dabei wurde deutlich, dass der Kollege ablehnende Gefühle bis hin zu beginnendem Ekel im Laufe der Therapie gegenüber einer Patientin empfand. Es war uns möglich, diese Gegenübertragung so einzuordnen, dass sie als Ergebnis projektiv-identifikatorischer Vorgänge verstanden werden konnte. Das Problem für den jungen Kollegen bestand aber zunächst darin, dass seine ablehnenden Gefühle in Konflikt mit seinem Selbstverständnis (Idealselbst) als Psychotherapeut standen. Er verlangte von sich, seinen Patientinnen und Patienten gegenüber immer wertschätzende Empfindungen zu haben. Ablehnung oder sogar Ekel zu empfinden (Realselbst), brachte ihn in Konflikt mit diesen Vorstellungen und ließ ihn sich als schlechten Therapeuten erleben.

Wir können hier sehen, wie Resonanz mit inneren Bildern zu konflikthaften inneren Entwicklungen führen kann. Neben der orientierenden Funktion von Leitbildern vermitteln diese auch eine identitätsstiftende Gruppenzugehörigkeit. Damit geriet der Kollege in Konflikt. Das Verständnis, dass seine ablehnenden Gefühle zur Behandlung dazugehörten und für diese genutzt werden konnten, ermöglichten ihm, seine Vorstellungen von sich als Therapeut zu revidieren.

Die propositionale Struktur von Affekten hat ebenfalls Einfluss auf das Idealselbst: Ein wichtiger Faktor bei der Ausgestaltung des Idealselbst besteht in einem organismischen Gefühl von potenziellen Fähigkeiten, die wir noch nicht ausgebildet haben. Plassmann (2019, S. 136) weist darauf hin, dass das »Transformationsgefühl« zuverlässig den Unterschied zwischen einer Blockade des Wachstums und einem evtl. erfolgenden psychischen Wachstum signalisiert. Es wird intuitiv und körperlich spürbar. Gendlin (2015) entwickelte eine therapeutische Technik, die er *Focusing* nannte. Sie beruht explizit auf der Nutzung dieses Wachstumsgefühls, das auf Körperebene wahrgenommen wird.

Unsere Fähigkeiten – und damit das Realselbst – sowie die Inhalte des Idealselbst entwickeln sich im Laufe des Lebens. Dadurch verändern sich auch die Resonanzen mit diesen inneren Objekten. Die Bedeutung, die innere Objekte haben, entwickelt sich. Als Beispiel mag der oben erwähnte Junge mit dem als autoritär erlebten Vater dienen. Als Erwachsener hat er eine Leitungsfunktion übernommen. Er muss richtungsweisend Entscheidungen treffen und durchsetzen. Diese gefallen seinen Mitarbeiterinnen und Mitarbeitern nicht immer. Er erlebt sich in seinem Verhalten als ähnlich autoritär, wie er den Vater damals empfand. Mittlerweile muss er erkennen, dass er als Leiter etwas tut, was er beim Vater ablehnte. Die damals als autoritär und hilflos machend empfundene Verhaltensweisen des Vaters erkennt er nun in seinem eigenen Verhalten als notwendige Konsequenz wieder, die seine Berufsrolle ihm abverlangt. Hier hat sich seine innere Resonanz mit dem Vaterobjekt verändert. Ihm gelingt aber eine Integration dieser Erinnerung: Er versucht, seine von ihm als notwendig erachteten

Entscheidungen seinen Mitarbeiterinnen und Mitarbeitern so zu vermitteln, dass sie sich nicht notwendigerweise hilflos fühlen müssen.

Stellen Sie sich denselben Mann vor, der in jungen bis mittleren Jahren sehr viel Sport treibt. Er verfügt über eine hohe Kondition. Sein Idealbild von sich, sportlich und fit zu sein, und seine tatsächlichen körperlichen Fähigkeiten stimmen überein. Dies ist eine Quelle von Zufriedenheit und narzisstischer Bestätigung. Nun wird er aber älter, ist beruflich stark engagiert und hat weniger Zeit, zu trainieren. Seine sportlichen Fähigkeiten und sein Idealbild fallen jetzt auseinander. Das Verhältnis zwischen Idealvorstellung und Selbstbild hat sich geändert. Die Folge ist, dass die Resonanz zu beiden Bildern anders geworden ist. Dies führt zu einer affektiven Spannung, die vorher nicht bestand. Eine Regulierung dieser Spannung ist notwendig geworden, entweder in Richtung einer Korrektur des Selbstbildes im Sinne einer Akzeptanz der veränderten Fähigkeiten oder durch vermehrte sportliche Betätigung, um das Realselbst wieder dem Idealbild anzunähern.

Behandlungspraxis

Erwartbare Umgebung und emergentes Wachstum

Das Erleben von Sicherheit in der therapeutischen Beziehung ist konstitutiv für emergente Entwicklungen. Dazu gehört auch, dass die Behandlung in einem sicheren Rahmen stattfindet. Dabei geht es um Dinge wie eine verlässliche und regelmäßige, meist am gleichen Tag zur gleichen Uhrzeit stattfindende Sitzung. Auch dass die Gespräche immer im selben Raum stattfinden, ist wichtig. Letzteres ist nicht selbstverständlich. Ich habe im Rahmen einer Beratungsstelle erlebt, dass die Nutzung der Räume wechselte. Beratungssuchende fanden jedes Mal einen ihnen wenig vertrauten Raum vor, in dem das Gespräch stattfand.

Eine erwartbare Umgebung bereitzustellen, betrifft neben äußeren Gegebenheiten aber auch die Art der Beziehungsgestaltung: Unsere Patientinnen und Patienten müssen die Erfahrung machen, dass sie uns mit ihren Anliegen mehr als zufällig emotional erreichen können. Dies stärkt das Gefühl der Selbstwirksamkeit und trägt zum Sicherheitsgefühl bei.

Schöpferischer Prozess zwischen Beeinflussung und emergenter Resonanz

Bregenzer Festspiele 2019: Fabio Luisi dirigiert die Wiener Symphoniker in der Generalprobe zu Verdis Requiem, das am selben Abend in einem Konzert aufgeführt werden soll. Ungefähr sieben Jahre war er der sehr geachtete Chefdirigent des Orchesters. Es ist die letzte Probe vor dem Konzert. Meist lässt der Dirigent das Stück durchlaufen. An einigen Stellen unterbricht er Orchester und Chor und bespricht gewünschte Änderungen. An musikalisch intensiven, dramatischen Stellen arbeitet er mit starken Körperbewegungen. Kommt es zu leisen und eher subtilen Passagen, dirigiert er mit sparsamen Bewegungen aus der Hand. Dies ist typisch für ihn. Das Orchester setzt seine Impulse sofort um. Es ist spürbar, dass Musizierende und Dirigent sich gut verstehen. In einer leisen und musikalisch dichten Passage dirigiert er mit kleinen Hand- und Körperbewegungen, während er mit den Musikerinnen und Musikern der ersten Geigen spricht. Offenbar bringt er letzte Korrekturen an. Während dieser kurzen Interaktion spielt das Orchester und der Chor singt weiter. Nichts an Intensität geht für die bei der Generalprobe Zuhörenden verloren. Luisi und sein Orchester sind in einem fortlaufend resonanten Prozess miteinander verbunden. Dem Dirigenten ist es möglich, sich in diesem Prozess zu bewegen und gleichzeitig steuernd einzugreifen. Auch die Musikerinnen und Musiker sind offenbar in der Lage, weiterzuspielen, seine Anregungen aufzunehmen und umzusetzen. Die resonante Beziehung schreitet ungestört voran.

Hier schließen sich der Versuch der Beteiligten, die Musik in ihrer Ausgestaltung verfügbar zu machen (Rosa, 2018), und der laufende Resonanzprozess nicht aus. Ganz im Gegenteil: Durch die steuernde Einflussnahme (Verfügbarmachen) des Dirigenten und deren Aufnahme durch die Geigerinnen und Geiger (ebenfalls Verfügbarmachen) intensiviert sich unmittelbar und gleichzeitig die Resonanz zwischen Dirigent und Orchester.

Wie ist das möglich? Schließt die Haltung des Verfügbarmachens die Entstehung emergenter Resonanzerscheinungen nicht aus? Zwangsläufig kommen wir zu einer Schlussfolgerung: Es muss noch eine dritte Position geben, in der beides möglich ist (Thomä, 1999). Es handelt es sich um einen inneren Zustand, in dem wir als Behandelnde uns dem Fluss des Beziehungsgeschehens aussetzen und den Prozess gleichzeitig reflektierend beeinflussen. Dieser Zustand besteht aus einer besonderen Form der Resonanz, in der wir uns mit uns selbst und dem Patienten oder der Patientin resonant verbunden fühlen. Er ist nicht willentlich herstellbar, ist also im Rosa'schen Sinne »unverfügbar«: »Es ist ein von beiden geschaffener Zustand, der die einzelnen Selbstzustände überschreitet und so temporär eine höhere Komplexität zur Verfügung stellen kann […]. Innen-Außen-Abgrenzungen scheinen aufgehoben und zugleich anerkannt« (Buchholz & Gödde, 2013, S. 867ff.).

Genauso wie der Dirigent Luisi sich im resonanten Kontakt mit dem Orchester befand und die Aufführung gleichzeitig steuernd beeinflusste, bewegen wir Therapeutinnen und Therapeuten uns in diesem Spannungsfeld. Wir oszillieren dabei zwischen den Polen des Erlebens und der Beeinflussung in einem beides gleichzeitig ermöglichenden inneren Zustand. Willentlich erzeugen können wir diesen Zustand nicht. Er ereignet sich.

Allerdings gibt es eine innere Vorbereitung aufseiten des Therapeuten oder der Therapeutin, mit der die Bedingungen für das Entstehen eines solchen resonanten Zustandes gefördert werden können. Diese innere Vorarbeit ist prozesshaft, allzeit variierend und besteht aus ständig changierenden, ineinandergreifenden einzelnen mentalen Tätigkeiten. Dieser Prozess aufseiten des Therapeuten oder der Therapeutin beeinflusst die Kapazität zur Affektregulation des gemeinsamen unbewussten Systems. Aus der inneren Tätigkeit der Behandelnden entstehen ständig Anregungen zur Erhöhung dieser affektregulatorischen Kapazität und damit Entwicklungsimpulse für den Patienten oder die Patientin. Eine solche Einflussnahme erhöht die Wahrscheinlichkeit für das Auftreten entwicklungsfördernder Resonanz.

Wie aber sehen die Tätigkeiten aus, mit denen wir Behandelnde das therapeutische Geschehen beeinflussen? Wie üben wir einen Einfluss aus, der die Wahrscheinlichkeit für Emergenz erhöht? Um diese Einflussnahme genauer betrachten zu können, beschreibe ich einzelne Elemente der mentalen Tätigkeit aufseiten der Behandelnden. Es handelt sich um Prozesse, die sich mal im Vordergrund, mal im Hintergrund abspielen. Man muss sie sich vorstellen, wie wenn man in ein Kaleidoskop schaut: Je nach Bewegung verändert sich das Bild, es schillert mal in der einen, mal in der anderen Farbe. Die einzelnen Elemente des therapeutischen Tuns fließen ineinander und erzeugen ein Gesamtbild, das sich ständig verändert. Letztlich sind sie nur systemisch in ihrem Zusammenwirken zu beschreiben. Alle Elemente wirken zusammen, sie greifen ineinander. Vor diesem Hintergrund sollen sie der Klarheit willen einzeln beschrieben werden, auch wenn dies bedeutet, etwas zu vereinzeln, das immer nur im Zusammenwirken geschieht: Es handelt sich um

- nonverbale, szenische Einflüsse des eigenen Verhaltens auf die Interaktion,
- die Wahrnehmung der eigenen Resonanz, affektiv, kognitiv, im Körper und auf der Verhaltensebene,
- die Wahrnehmung des verbalen Gesprächsinhaltes,
- die Wahrnehmung des szenischen Geschehens,
- das Containment von im Prozess auftretenden Affekten,
- die Reflexion des Prozesses,
- die Hypothesenbildung,

- die fortlaufende Prozess- und Strukturdiagnostik,
- die Verlaufsbeobachtung,
- Handlungsinterventionen wie Bewegung oder Berührung sowie
- verbale Interventionen.

Die Tätigkeit des Therapeuten oder der Therapeutin besteht also nicht nur aus verbaler Interaktion; die sprachliche Äußerung ist nur ein kleiner Teil der Einflussnahme, wie wir der obigen Aufstellung entnehmen können. Ich betone noch einmal, dass wir, auch wenn ich eben Einzelelemente aufgelistet habe, dabei etwas im Auge behalten sollten: Die innere, prozesshafte Tätigkeit – die gesamte Einflussnahme – der Behandelnden kann nur im Zusammenwirken mit den fluktuierenden Beziehungsprozessen verstanden werden.

Carl Rogers, der Begründer der personenbezogenen Therapie, hat die Wirkung dieses inneren Zustands der Behandelnden auf das therapeutische Geschehen einmal so beschrieben:

> »Wenn ich als Therapeut nahe an meinem inneren, intuitiven Selbst bleibe, irgendwie in innerer Berührung mit dem Unbekannten in mir, vielleicht sogar beim Zuhören in einem leicht veränderten Bewusstseinszustand [er meint eine ganzheitliche Wahrnehmung von sich selbst und dem Klienten; E. N.] bleibe, so scheint alles, was ich tue, eine heilsame Wirkung zu haben« (1986, S. 133; Übersetzung E. N.).

Sicherheit und Emergenz[1]

Wie kann es uns gelingen, für eine Atmosphäre zu sorgen, aus der heraus entwicklungsfördernde Emergenz entstehen kann? Es ist nicht leicht, darauf eine Antwort zu finden. Das hat seinen Grund darin, dass emergente Vorgänge weitgehend auf unbewusster Kommunikation beruhen: Wir wissen, dass 70 bis 90 Prozent unserer Kommunikation unbewusst ablaufen. Diese subliminalen Vorgänge reichern das therapeutische Gespräch so an, dass emergente Abläufe entstehen können. Meist ist dies ein länger-

1 In diesem Kapitel fasse ich Überlegungen zusammen, die im vorangegangenen Text bereits an verschiedenen Stellen angedeutet werden. Manches wird deswegen schon vertraut sein.

fristiger Prozess sorgfältiger Beziehungsgestaltung unsererseits, die viel mit haltgebender Interaktion zu tun hat.

Wesentlich für das Anreichern der Atmosphäre im Kontakt ist unser Bemühen darum, dass das *window of tolerance* des Patienten oder der Patientin zur Spannungsregulation erhalten bleibt. Zu viel Angst verhindert Wachstum. Es ist unsere Aufgabe, dafür zu sorgen, dass das Maß an Angst, Scham oder anderen aversiven Affekte beim Erkunden von schwierigem Material erträglich bleibt. Dabei spielen zwei ineinandergreifende Mechanismen eine Rolle: interpersonell ein Wachsen an Bindung und Sicherheit, intrapsychisch eine schrittweise und dosierte Annäherung an beängstigende Inhalte.

Um den Weg ins Praktische zu finden, sollen jetzt behandlungstechnische Fragen in den Vordergrund treten. Wie sieht es zum Beispiel aus, wenn im Laufe der therapeutischen Gespräche die Bearbeitung struktureller Defizite Sicherheit schafft? Strukturelle Fähigkeiten betreffen die Ausstattung mit affektregulatorischen Fähigkeiten. Wie kann ein Mensch mit Gefühlen umgehen? Welche Spannung kann er tolerieren, bevor es zu spannungsabführenden Handlungen kommt? Welche Impulssteuerung steht jemandem zur Verfügung? Wie viel Angst zum Beispiel kann ein Mensch tolerieren, bevor er flüchten oder eine phobische Symptomatik entwickeln muss?

Eine Pilotin zum Beispiel muss in der Lage sein, unter hoher affektiver Angstspannung, die in Notfällen entsteht, so zu agieren, dass sinnvolle Handlungen beim Steuern eines Flugzeuges möglich sind. Sie muss eine hohe strukturelle Fähigkeit zur Spannungs- und Angsttoleranz aufweisen. »Strukturell« bedeutet hier: Diese Fähigkeit muss in allen wichtigen Situationen als Fähigkeit abrufbar sein. Bekommt jemand zum Beispiel bei schnellen, abrupten Bewegungen sofort Angst, so wird diese Person kaum in der Lage sein, Pilotin zu werden. Flugzeuge haben nun einmal die Eigenschaft, unter Umständen vom Wind plötzlich in Bewegungen versetzt zu werden, die kontrolliert werden müssen. Die Person verfügt also nicht über eine für diesen Beruf wichtige strukturelle Fähigkeit zur Affektregulation. Pilotin zu werden, wäre ihr deshalb kaum möglich.

Ähnlich geht es unseren Patientinnen und Patienten, die mit ihrer jeweiligen Symptomatik zu uns kommen. Oft verfügen sie nicht über die affektregulatorischen Fähigkeiten, die für ihren Lebensalltag erforderlich sind. Ein Beispiel aus dem Behandlungsalltag mag hier weiterführen: Zu Ihnen kommt eine Patientin mit einer Bulimie. In vielen Situationen, in denen sie unter Anspannung steht, überkommt sie ein unbezwingbarer Drang, zu essen. Später erbricht sie alles willentlich. Während der ersten Gespräche stellt sich dann heraus, dass diese Patientin wenig Zugang zu differenzierten Gefühlen hat. Sie nimmt innere Zustände, Gefühle, Bedürfnisse und Stimmungen nur als diffuse Spannungen wahr. Solche Spannungen werden dann ungezielt durch Essen und späteres Erbrechen abreagiert. Die Patientin verfügt über eine Fähigkeit, die für unser aller Leben wichtig ist, nur rudimentär: Gefühle wahrzunehmen und verhaltensrelevant zu nutzen. Dies würden wir mit dem Begriff des strukturellen Defizits diagnostisch fassen.

Die therapeutische Aufgabe besteht in diesem Fall darin, ihr den Zugang zu Gefühlen und deren Verständnis zu ermöglichen. Dies bedeutet, ihre Fähigkeiten zur Affektwahrnehmung und deren Bewertung so anzuregen, dass sie Gefühle, Stimmungen usw. wahrzunehmen, zu verstehen und verhaltenssteuernd einzusetzen lernt. Diese strukturellen Fähigkeiten zur Affektregulation sollten zur Entwicklung gebracht werden.

Was aber hat das mit Sicherheit zu tun? Das ist schnell erklärt: Nimmt diese Frau wenig von ihrem Innenleben wahr, so bewegt sie sich in Beziehungen zu Anderen und zu sich selbst auf sehr unsicherem Terrain. Sie kann sich wenig an sich und Andere angepasst verhalten. Im therapeutischen Gespräch äußert sich diese Unsicherheit immer dann, wenn miteinander über bulimische Attacken gesprochen und versucht wird, die Auslöser zu finden. Sicherheit schafft hier jeder Impuls von uns, der die Wahrnehmung der Patientin stärkt und differenziert. Behandlungstechnisch ausgedrückt: Wir arbeiten mit der Patientin in dieser Behandlungsphase weitgehend mentalisierungsfördernd. Gelingt es mit der Zeit, dass sie ihre Befindlichkeiten besser wahrnehmen kann, so kann es durchaus zu einer Behandlungsphase kommen, in der konfliktaufdeckend gearbeitet wird. Zunächst aber müssen sich die strukturellen Fähigkeiten zur Affektwahrnehmung und -bewertung entwickeln.

Heilender Einfluss interpersoneller Resonanz

Den Zustand der Resonanz zwischen zwei Personen bezeichnet Edward Tronick (2005, S. 407) als *dyadic state of consciousness*. Sprachlich etwas ungeschickt gefasst – es handelt sich ja um unbewusste Vorgänge – liegt dieser Begriff nahe an Lyons-Ruths (1999) Modell des Zwei-Personen-Unbewussten. Daniel Stern und die Boston Change Process Study Group (2012) beschreiben die Abläufe in einer Terminologie von sich ständig neu formierenden Begegnungsmomenten. Schmidt (2014) spricht von »Präsenzphänomenen«, die Neuroforschung von »limbischer Resonanz« (Amini, Lewis & Lannon, 2001). Gesprächssequenzen, die solche Präsenzphänomene beinhalten, können ein grundlegendes Sicherheitsgefühl und das Gefühl, gehalten zu werden, entstehen lassen. Das Gefühl einer grundlegenden Akzeptanz oder des Geliebtwerdens im existenziellen Sinn wird vermittelt. Dies bildet die Grundlage der Entwicklung einer stabilen Affekt- und Selbstwertregulation. Emotionale Resonanz übt einen direkt heilsamen Einfluss auf Selbstgefühl und Selbstwertregulation aus. Sie dient der Erfahrung von Sicherheit und ermöglicht eine Annäherung an labilisierende, eventuell sogar traumatische und bislang unverarbeitete Affekte. In Begegnungsmomenten erhöhen sich Amplitude und Dauer der geteilten Affekte.

Wie schon erwähnt, gehen Buchholz und Gödde (2013) davon aus, dass der Zustand, in dem wir uns einem anderen Menschen in solcher Resonanz verbunden fühlen, ein ebenso intensives Bedürfnis ist, wie es die Triebbefriedigung ist. Auch Rosa (2018) postuliert ein dem Menschen immanentes Bedürfnis nach einem resonanten Gegenüber. Er geht sogar noch weiter und spricht davon, dass wir uns nur in einem solchen Zustand wirklich lebendig fühlen. Bauer (2019) sieht das Streben nach Resonanz als ein neurologisch verankertes menschliches Grundbedürfnis an. Buber (1999) bezeichnet dies als »Ich-Du-Prinzip«.

Sieht man die emotionale Verbundenheit zwischen zwei Menschen unter diesem Gesichtspunkt, so hat das Bedürfnis nach emotionaler Resonanz keinen regressiven, kindlichen Charakter. Es zählt zu den elementaren menschlichen Wünschen und stellt in jeder Lebensphase eine Notwendigkeit für unsere Entwicklung dar. Zentral in dieser Art der emotionalen Verbindung zwischen Menschen ist die Stärkung der Bindung. Das Gefühl von Resonanz verleiht dieser Bindung Bedeutung. Dies stabilisiert Identität und Selbstgefühl. Bei der Resonanzerfahrung handelt sich um ein tiefgreifend empfundenes Gefühl, verstanden und gesehen zu werden. Die wechselseitig ausgetauschte Resonanz führt zu einer mitunter beglückenden Erfahrung. In einer solchen Begegnung erfahren wir eine Erweiterung unserer selbst. Eine affektive Antwort Anderer auf uns zu erhalten, kennzeichnet vielen Autorinnen und Autoren zufolge die tiefste Sehnsucht des Menschen, die sich in Liebe, Sexualität und Partnerschaft erfahren lässt. Es gibt ein fundamentales, menschliches Bedürfnis nach einem responsiven Gegenüber.

Ohne solche Begegnungsmomente wird Psychotherapie kaum wirksam sein. Sie öffnen atmosphärisch etwas Neues zwischen den Beteiligten. So schaffen sie die Möglichkeit, Fähigkeiten, Gefühle und die Ausgestaltung von Entwicklungsimpulsen neu auszubilden. In der wechselseitigen Resonanz entfalten sich Menschen und entwickeln bislang unausgebildete Möglichkeiten. Die potenziell beglückende Wirkung von Resonanzerfahrungen ist in Psychotherapien essenziell: Wenn wir Behandelnde uns vorstellen können, dass zum Beispiel ein Angstpatient irgendwann sein Leben ohne Angst gestalten kann, so eröffnen wir diesem in unserer Fantasie antizipierend einen Möglichkeitsraum zu seiner Entwicklung.

Wir borgen unseren Patientinnen und Patienten gleichsam unsere Vorstellung von Möglichkeiten, die sie sich zur Zeit nicht zutrauen, und dies so lange, bis sie diese Möglichkeiten selbst entwickeln können. Auch dies ist Containment. Wie wichtig hier unsere Einfühlung in den Patienten oder die Patientin und unser Respekt vor seinem oder ihrem So-Sein ist, erschließt sich sofort. Es geht nicht um unsere Ansichten, wie der Patient oder die Patientin sich entwickeln soll, sondern um Empathie und um ein Gespür dafür, welche Möglichkeiten in ihm oder ihr selbst angelegt sind. Deren Entwicklung fördern wir.

Es liegt auf der Hand, wie groß unsere Verantwortung ist, abstinent zu bleiben. »Abstinent« heißt in diesem Zusammenhang, die Entwicklung der Möglichkeiten anzuregen, die der Patient oder die Patientin in sich angelegt hat, und nicht unsere eigenen Vorstellungen über seine Entwicklung. Nicht die Gedanken der Behandelnden darüber zählen, was der Patient oder die Patientin wann oder wie tun oder lassen sollte. Nein, es geht um die Entfaltung der eigenen Möglichkeiten. Hier möchte ich eine Lanze zur vertieften Selbsterfahrung von Therapeuten und Therapeutinnen brechen, ohne die wir eine solche Fähigkeit wohl kaum erlangen und nutzen können.

Authentische Begegnung

Bei der authentischen Begegnung handelt es sich um eine interaktionelle Sequenz zwischen den Beteiligten der Therapie, in der die Therapeutin oder der Therapeut so reagiert, dass die Patientin oder der Patient deren Gefühlslage bewusst oder unbewusst wahrnehmen kann. Dabei geht es nicht um willkürliche Äußerungen der Therapeutin oder des Therapeuten über die eigene Befindlichkeit, sondern nur um diejenige affektive Antwort, die er oder sie in Bezug auf seinen Patienten, ihre Patientin, erlebt. Dies kann sich nonverbal oder verbal vermitteln. Eine solche Einstimmung auf den Patienten oder die Patientin scheint nach neuerer Forschung – viel mehr als in einer einsichtsorientierten Ausrichtung angenommen – in den für Patientinnen und Patienten heilsamen Entwicklungsprozess einzugehen. Dies führt oft zu dem, was Daniel Stern »Begegnungs- und Veränderungsmomente« nennt.

Die amerikanische Forscherin Diana Fosha (2005) hat beschrieben, was in einem solchen Veränderungsmoment geschieht. Das Interessante an ihren Arbeiten ist der Versuch, ähnlich wie Daniel Stern, den Begriff der heilsamen Begegnung genauer und erlebnisnah zu fassen. Foshas Auffassungen nach geschieht im Augenblick der Begegnung Folgendes: Begegnungsmomente haben deswegen eine heilende Wirkung, weil in ihnen die elementare Erfahrung eines »wahrhaften Selbst« *(true self)* gemacht wird. Diese Erfahrung ist an einem Gefühl der inneren Wahrheit des Erlebten spürbar. Der Beziehungspartner oder die Beziehungspartnerin wird als authentisch, als ein »wahrhaftiger Anderer« *(true other)* erlebt. Eine solche Begegnung bringt uns in Kontakt mit unseren authentischen Gefühlen. Diese Erfahrung berührt einen elementaren psychischen Zustand *(core state)*, der seelisches Wachstum mit sich bringt. Foshas Ansicht nach ist es nicht nur die Erfahrung des Patienten oder der Patientin, sich in solchen Momenten gesehen und verstanden zu fühlen, die Entwicklungskräfte in sich trägt, sondern auch der Kontakt zu diesen Gefühlen selbst.

Fosha postuliert einen angeborenen seelischen Mechanismus *(wired in)*, sich durch Begegnungen, die diese affektive Qualität haben, entwickeln zu können. In manchen Gedanken zeigt sich die Nähe zu Rogers' Arbeiten zur personenzentrierten Therapie: Auch Rogers beschreibt eine angeborene Entwicklungstendenz, die durch die Qualität der therapeutischen Beziehung aktualisiert wird. Es scheint, dass diese Art der interpersonellen Resonanz einen direkten Einfluss auf die dem Menschen innewohnende Selbstaktualisierungstendenz hat. Schmidt (2014) spricht in diesem Zusammenhang von der »entwicklungsfördernden Wirkung des Präsenzerlebens«, von einer »Qualität des authentischen Erlebens«, die Entfaltung fördert.

Momente der Begegnung und die dann folgenden Veränderungsmomente unterbrechen vorher bestehende dysfunktionale Regulationsmechanismen. Die Summierung von Momenten neuer Affektverarbeitung mit dem Therapeuten oder der Therapeutin erlaubt es dem Patienten oder der Patientin, die neue Art der Affektverarbeitung für bislang nicht-ertragbare Affekte dauerhaft zu übernehmen. Dies führt oft zu regelrechten Qualitätssprüngen der Affektverarbeitung von Patientinnen und Patienten, die in Behandlungen zu beobachten sind. Wie ein Haus Stein für Stein wächst, bis es von einer Ansammlung von Steinen zum Haus und als solches nutzbar wird, wächst auch die Affektverarbeitung Schritt für Schritt, bis sie eine andere Qualität als vorher annimmt.

Ein sehr eindrucksvolles Beispiel für die Veränderungskraft einer solchen Begegnung im stationären Rahmen stellte mir Antonia Naumann-Lenzen (2022, per E-Mail) zur Verfügung. Ich gebe es wieder, ohne es zu kommentieren, spricht es doch für sich selbst:

> »In mein Behandlungszimmer tritt eine Anfang zwanzigjährige Frau mit intensiven, stechend-grünen Augen, mehreren Piercings um Mund und Augen. Sie trägt kurze, braune Haare und hat das lange braune Haupthaar in einem Zopf zusammengebunden. Von ihrer Brust bellt mich von einer Jacke ein Kampfhund an, der die Zähne fletscht – ähnlich wie sie selbst beim Sprechen. Jedes Wort, das sie spricht, wirkt wie gebissen; ihr Mund drückt Ekel und Wut aus, ihre Stimme hingegen verrät Sehnsucht und Trauer. Ich teile ihr meine Beobachtung über ihre Mimik und Stimmlage mit. Sie stimmt mir zu und wird umgehend weicher. Sie berichtet mir von der Brutalität, die sie in der Kindheit von ihrem prügelnden Vater erleiden musste. Während sie spricht, vollzieht sich eine bemerkenswerte Veränderung auf mehreren Ebenen: Sie hört sich selbst beim Sprechen zu, lässt sich von ihren eigenen Worten berühren und scheint erstmals zu begreifen, was ihr widerfahren ist. Sie sitzt wie erstarrt vor mir. Ich fühle, wie ein Kampf in ihr wütet.
>
> Ich registriere, wie meine Augen sich mit Tränen füllen, was mich aber nicht stört. Dann blickt sie mich an, nach Halt suchend. Ich schweige, blicke sie nur ruhig mit einer zurückhaltenden Zärtlichkeit an. Sie sieht die Tränen in meinen Augen, sagt nichts. Wir schweigen zusammen, sind im Schweigen tief über unseren Blick verbunden. Dann passiert etwas: Ihr Gesicht beginnt zu zucken. Ihre Mundwinkel, Wangen, ihre Stirn. Wie ein Gewitter, das vorüberzieht. Ich teile ihr meine Wahrnehmung mit, frage sie, was gerade unter der Oberfläche passiert? Ihre Augen blicken mich weiter an, jedoch ohne mich zu fokussieren. Sie sagt: ›Ich weiß es nicht. Es ist, als würde Strom oder so durch mich durchfließen. Das geht durch meinen ganzen Körper.

Sowas habe ich noch nie gefühlt!‹ Es mache ihr keine Angst, im Gegenteil. Es fühle sich befreiend an.

Wir teilen diesen Moment in Stille, bis es ihr zu viel wird und sie sagt, dass sie jetzt erstmal aus der Situation raus müsse. Unsere Zeit ist ohnehin vorbei und sie verlässt das Zimmer. Ich bleibe zurück, aufgewühlt, um Fassung bemüht. Ich atme tief, lehne mich kurz an die Wand, brauche irgendeinen körperlichen Halt.

Anschließend wird mir vom Pflegepersonal berichtet, dass Frau H. sich im Stationszimmer gemeldet habe, in Tränen aufgelöst. Bedarfsmedikation wollte sie nicht erhalten, denn ›das fühlt sich gut an, befreiend. Als würde sich etwas lösen und ich will das nicht wegmachen mit Medikamenten.‹ In den folgenden Wochen weint Frau H. viel in den Einzelgesprächen. Sie beschreibt mir, dass es sich anfühle, als habe sich eine Tür in ihr geöffnet und sie endlich Zugang zu etwas bekommen, was sie lange verschlossen habe.«

Gegenübertragungsagieren und Spontaneität

Die Reinszenierungen unbewusster Erfahrungen manifestieren sich oft in Enactments beider Beteiligten. Sie zeigen uns noch zu bearbeitendes Material auf. Sie sind wertvoll, weil sie uns auf sprachlich nicht-erinnerbare und häufig krankheitsrelevante Zusammenhänge aus dem impliziten Beziehungswissen hinweisen. Damit sich aber solche Enactments konstellieren können, braucht es ein gewisses Maß an »Mitspielen« seitens der Behandelnden.

Für unseren Behandlungsalltag ergeben sich allerdings Fragen, mit denen wir uns im Einzelfall immer wieder beschäftigen sollten:

- Wie ist ein solches Enactment vom Gegenübertragungsagieren zu unterscheiden? Letzteres würde ja auf mangelnde Regulation seitens der Behandelnden hinweisen.
- Wann hängt ein Gegenübertragungsagieren mehr mit unserer eigenen Geschichte als mit den Übertragungsangeboten der Patientinnen und Patienten zusammen?
- Was hat unser Handeln mit projektiv-identifikatorischen Momenten zu tun?
- Was ist mit unseren eigenen Anteilen? Können wir auch diese reflektierend zum Verständnis der Patientinnen und Patienten nutzen?

- Wie steht es mit dem Abstinenzgebot bei solchen spontanen Begegnungsmomenten?
- Wann wird interaktionell etwas Neues geschaffen, das kurativ wirkt?

Es gab einmal eine Veröffentlichung mit einem Titel, der in etwa so lautete: »Der richtige Fehler zum richtigen Zeitpunkt«. Dieser prägnante Titel lässt uns erahnen, dass wir ohne Momente solchen Gegenübertragungsagierens kaum arbeiten werden. Aber: Es gilt, diese zu verstehen und zu nutzen, können sich doch unerkannte unbewusste Zusammenhänge – zum Beispiel in kollusiven Verstrickungen – manifestieren. Nicht immer hat unsere Reaktion mit der Übertragungskonstellation zu tun. Oft, aber eben nicht immer. Ein Gegenübertragungsagieren gilt es durch Selbstanalyse zu verstehen und zu regulieren.

Wir müssen uns mit den unbewussten Beziehungsangeboten unserer Patientinnen und Patienten verwickeln, sonst verstehen wir ihr implizites Beziehungswissen nicht ausreichend. Nur: Wir sind dazu angehalten, diese Verwicklungen zu reflektieren und therapeutisch zu nutzen, sonst können wir uns nicht »entwickeln«. Und das im doppelten Sinne: Wir müssen uns aus der Verstrickung lösen und wieder in die professionelle Therapierendenrolle hineinfinden (eine gute Vertiefung dieses Themas findet sich bei Stehr, 2017; Walther-Moog, 2017; Brüggemann, 2017).

Freud hat ganz recht: Hier muss aus Es wieder Ich werden. Bewusstheit ist also notwendig. In einem interaktionellen Vorgehen, das spontanen Begegnungs- und Veränderungsmomenten Raum gibt, um implizites Beziehungswissen und damit implizite Affektregulation zu verändern, ist eine kontinuierliche und regelmäßige Selbsterfahrung und Super- bzw. Intervision unabdingbar. Ohne diese Art von Monitoring des therapeutischen Vorgehens wird man das Instrument der spontanen Begegnung kaum ausreichend nutzen können. Abstinenz im Sinne der alleinigen Orientierung an den Entwicklungsbedürfnissen der Patientinnen und Patienten benötigt eine solche Absicherung.

»Zusammen ist man weniger allein« lautet der Titel eines Films. In unserem Beruf heißt das: Ohne die kollegiale Sicht von außen verlieren wir einen Teil unserer therapeutischen Wirksamkeit. Die Einflüsse, denen wir durch resonante Vorgänge in Behandlungen ausgesetzt sind, brauchen im doppelten Sinne Kontrolle: zum Wohle der Patientinnen und Patienten und zur Psychohygiene der Behandelnden.

Resonanz und Psychohygiene der Behandelnden

Resonanz im Sinne einer empathischen Antwort auf die Befindlichkeiten unserer Patientinnen und Patienten ist ein elementarer Vorgang in Behandlungen. Dies liegt daran, dass wir unausweichlich eine innere Abbildung der Zustände der Patientinnen und Patienten bis hin zu den damit verbundenen Körperzuständen in uns selbst etablieren. Dies ist anspruchsvoll und nicht ungefährlich für Psychotherapeutinnen und -therapeuten.

Ich erinnere mich an die analytische Behandlung eines Patienten, bei dem sich in einer monatelangen Behandlungsphase die Konstellation einer toten Mutterrepräsentanz (Green, 2018) im Übertragungsgeschehen manifestierte. Ich fühlte mich immer wieder genauso unbelebt, leer, grau und hoffnungslos wie der Patient selbst. Diese Stunden waren für mich enorm anstrengend. Kam ich nach solchen Tagen abends nach Hause, wusste meine Frau, ohne dass ich ein Wort gesagt hatte, allein dadurch, wie ich mich bewegte und welche Ausstrahlung ich hatte, dass ich eine Sitzung mit diesem Patienten gehabt hatte. Für mein eigenes Wohlbefinden musste ich an solchen Tagen abends eine Stunde durch den Wald laufen, um meine eigene Lebendigkeit wieder zu erlangen.

Gerade bei der Körper-zu-Körper-Übertragung von im Körperselbst der Patientinnen und Patienten abgelagerten Affektzuständen (Leikert, 2019) werden sogenannte »Affektruinen« im Körper der Behandelnden angesiedelt. Sie manifestieren sich oft in einer für uns selbst schwer zu tolerierenden Art und Weise. Sie sind mit lebensfeindlichen Energien verbunden.

So hatte ich mehrfach während der Behandlung einer multipel traumatisierten Patientin ein Gefühl, wie wenn sich ein spitzer Gegenstand links in meine Körpermitte hineinbohrte. Dies war äußerst unangenehm. Ich verstand diese Vorgänge als Resonanz auf dissoziierte Affekte der Patientin, die sich mir in einer verkörperten Resonanz mitteilten. Nissen (2012) nennt diese nur noch im Körper abgelagerten Erfahrungen »namenlose Zustände«. »Namenlos« deshalb, weil ein gedanklicher, sprachlich mitteilbarer Zugang nicht vorhanden ist.

»Psychohygiene« bedeutet in diesem Zusammenhang, dass wir die in uns aufgenommenen affektiven und körperlichen Zustände wieder »loswerden« müssen. Wir müssen sie nicht nur im Sinne von Bion für den Patienten oder die Patientin entgiften, sondern auch aus unserem eigenen, affektiv-körperlichen System wieder ausleiten. Oft bedenken wir nicht, dass auch wir als Behandelnde in einem solchen Fall Schaden nehmen können.

Wenn wir in unregulierbare Resonanz mit destruktiven Affekten der Patientinnen und Patienten kommen, so können auch wir Traumatisierungen durchmachen, die bis hin zu seelischen oder körperlichen Erkrankungen führen können. Das weite Feld der Gegenübertragungserkrankungen ist damit angesprochen. Ein achtsamer Umgang mit uns selbst und mit den Resonanzen, die in Behandlungen in uns entstehen, dürfte verfahrensunabhängig einen elementaren Teil der Berufsausübung von Psychotherapeutinnen und -therapeuten darstellen.

Ausblick

Spontane Entwicklung

Der Verlauf einer Therapiestunde besteht aus einem ständigen, gemeinsamen Aushandeln und einem unbewussten Abstimmen mit dem Ziel, ein für beide Beteiligten erträgliches Niveau der affektiven Spannung zu erreichen und zu erhalten. Wir können durch unsere Beziehungsgestaltung Bedingungen schaffen, bei denen sich die Wahrscheinlichkeit für emergente Entwicklung erhöht.

Unsere Aktivität hat dabei zwei Richtungen:

- Emergenz verhindernde Einflüsse zu identifizieren und zu bearbeiten sowie
- eine Emergenz ermöglichende Beziehungsgestaltung anzubieten.

Beides soll das Einsetzen der Selbstaktualisierungstendenz ermöglichen. Diese ist eine selbstorganisierende Funktion des Gesamtsystems in Richtung einer verbesserten Anpassung an innere oder äußere Lebensumstände. Nicht immer beinhaltet eine angepasste Funktionalität allerdings auch ein Mehr an Möglichkeiten. Bei einem zum Beispiel altersbedingten Abbau von Fähigkeiten kann eine Anpassung auch die Akzeptanz des Verlustes von Möglichkeiten bedeuten. Im Laufe des menschlichen Lebenszyklus kann die Selbstaktualisierungstendenz den Aufbau und Abbau von Funktionalität mit sich bringen.

Bindungssicherheit

Galatzer-Levy (2016) sieht in Anlehnung an mathematische Modelle, wie sie zum Beispiel Mandelbrot (1987) formuliert hat, unsere Aufgabe als

Therapeutinnen und Therapeuten darin, das System Patient–Therapeut *on the edge of chaos*, also in einen instabilen Funktionsmodus zu bringen, um emergente, neue Lösungen zu ermöglichen.

Damit das aber überhaupt geschehen kann, muss die Wahrung eines ausreichenden Sicherheitsgefühls auf beiden Seiten beachtet werden. Nur so kann eine entwicklungsfördernde Emergenz mit der Folge einer neuen und besseren Funktionalität entstehen. Das Sicherheitsgefühl betrifft das Maß an Spannung, das noch toleriert werden kann. Zu viel Spannung, zum Beispiel durch Angst, verhindert Wachstum. Exploration ist dann nicht mehr möglich. Der Dichter Peter Handke hat diese Zusammenhänge im Titel einer Erzählung gut erfasst: »Angst essen Seele auf«.

Erst wenn wieder – und das auf beiden Seiten – ein erträgliches Maß an Spannung erreicht ist, kann sich ein weiteres Wachstum in Richtung erhöhter Funktionalität vollziehen. Ist das so geartete Sicherheitsgefühl in einem instabilen System nicht ausreichend, wird es zwar Emergenz geben, wahrscheinlich aber in Form von Desintegration, die das Regulationsniveau absenkt.

Unsere Aufgabe als Therapeutinnen und Therapeuten ist es also, ein fortlaufendes Monitoring des Systems in Bezug auf die Spannungsregulation bereitzustellen. Nur wenn für die Patientin oder den Patienten und uns das *window of tolerance* in Bezug auf das erträgliche Maß an affektiver Spannung gewährleistet ist, kann emergente Entwicklung entstehen. Ganz methodenunabhängig dürfte dieses Monitoring einen wesentlichen Teil der kurativen Wirkung von psychotherapeutischen Behandlungen darstellen.

Systemische Sichtweisen auf den Therapieprozess

Therapie besteht aus einer eng verzahnten Abfolge unbewusster Rückkopplungsschleifen zwischen den Beteiligten. Diese können mit einer linearen Sichtweise von Ursache und Wirkung nicht erfasst werden. Insofern kennzeichnet der Resonanzbegriff den Übergang zu einer systemischen Sichtweise.

Patientin oder Patient und Therapeutin oder Therapeut werden dabei als Einheit verstanden. Unsere gewohnten Begriffe von Übertragung und Gegenübertragung erfassen Teile der Interaktion. Mit dem Resonanzbegriff beschreiben wir das Gesamt der Abläufe. Unsere Aufgabe als Therapeutinnen und Therapeuten besteht darin, Anregungen zur Resonanz zu geben, sodass sich das System von Therapeuten und Patienten, Therapeutinnen und Patientinnen selbstregulierend in einen höherwertigen Zustand der Affektregulation bewegen kann. Dabei befinden wir uns unausweichlich in einem Spannungsfeld, das Rosa (2018) mit der Polarität zwischen dem Verfügbarmachen und der Unverfügbarkeit solcher Prozesse beschreibt. Genau im Zwischenbereich zwischen der Kontrolle der Umstände, in denen wir uns befinden, und dem spontanen Geschehenlassen der Ereignisse gestalten sich Momente eines schöpferischen Prozesses.

Emergenz und Resonanz weisen meist einige der folgenden Elemente auf:

- die Bezogenheit der Beteiligten aufeinander,
- die Wechselwirkung in der Beziehung,
- die Veränderung des Zeiterlebens,
- die gefühlte Verbindung,
- das Erleben von Präsenz und/oder
- die beglückende Erfahrung.

Wie eng verzahnt Resonanz und Emergenz sind und welchen Einfluss Resonanz auf uns hat, lässt ein Zitat aus einem Buch mit dem Titel *Jazz* von Martin Schüller (2000) erahnen. Alle eben genannten Elemente finden sich hier:

> »Es war einer jener magischen Momente gewesen, die Jazz ausmachen […]. Alle im Raum spürten, hier und jetzt einem Wunder beizuwohnen. Die beiden schienen nicht zu spielen, die Musik floss einfach aus ihren Instrumenten […]. Keiner konnte hinterher sagen, ob dieser Moment zwei oder zwanzig Minuten gedauert hatte, es spielte auch keine Rolle […]. Der Bass und die Trompete verwoben sich ineinander und zerdehnten die Zeit. Jeder erlebte sein eigenes Wunder, und doch verband die stetig fließende Energie alle im Raum […]. Als die Stille endete und sich in tobendem Applaus entlud, lachte Jan Greiner [der Trompeter; E. N.] aus vollem Hals« (ebd., S. 24).

Wir Menschen sind nicht als Einzelwesen geschaffen. Nur in Begegnungen voller emotionaler Resonanz entwickeln wir uns – und das lebenslang.

Literatur

Amini, F., Lewis, T. & Lannon, R. (2001). *A General Theory of Love.* Vintage.

Bauer, J. (2006). *Warum ich fühle, was Du fühlst.* Hoffmann & Campe.

Bauer, J. (2019). *Wie wir werden, wer wir sind. Die Entstehung des menschlichen Selbst durch Resonanz.* Blessing.

Bion, W. (1957). Differentiation of the psychotic form from the non-psychotic personalities. *Int J Psychoanal, 38*(3–4), 266–275.

Bion, W. (1996). *Experience in Groups.* Routledge.

Boeckh, A. (2019). *Die dialogische Struktur des Selbst. Perspektiven einer relationalen und emotionsorientierten Gestalttherapie.* Psychosozial-Verlag.

Bowlby, J. (2021). *Frühe Bindung und kindliche Entwicklung* (8. Aufl.). Ernst Reinhardt.

Bromberg, P.M. (2006). *Awakening the Dreamer. Clinical Journeys.* Analytic Press.

Brüggemann, R. (2017). Die Szene in der psychotherapeutischen Behandlung. In E. Neumann & M. Naumann-Lenzen (Hrsg.), *Psychodynamisches Denken und Handeln in der Psychotherapie. Eine intersubjektive und verfahrensübergreifende Sicht* (S. 315-352). Psychosozial-Verlag.

Buber, M. (1999). *Ich und Du. Zwiesprache. Die Frage an den Einzelnen. Elemente des Zwischenmenschlichen. Zur Geschichte des dialogischen Prinzips.* Gütersloher Verlagshaus.

Bucci, W. (2011). The Interplay of Subsymbolic and Symbolic Processes in Psychoanalytic Treatment: It Takes Two to Tango – But Who Knows the Steps, Who's The Leader? The Choreography of the Psychoanalytic Interchange. *Psychoanalytic Dialogues, 21*(1), 45–54.

Buchholz, M. & Gödde, G. (2013). Balance, Rhythmus, Resonanz. Auf dem Weg zu einer Komplementarität zwischen »vertikaler« und »resonanter« Dimension des Unbewussten. *Psyche – Z Psychoanal, 67*(9/10), 844–880.

Clark, A. & Chalmers, D. (1998). The extended mind. *Analysis, 58*(1), 7–19.

Cramer, F. (1998). *Symphonie des Lebendigen. Versuch einer allgemeinen Resonanztheorie.* Insel.

Eisenberg, N., Cumberland, A., Spinrad, T.L., Fabes, R.A., Shepard, S.A., Reiser, M., Murphy, B.C., Losoya, S.H. & Guthrie, I.K. (2001). The relations of regulation and emotionality to children's externalizing and internalizing problem behaviour. *Child development, 72*(4), 1112–1134.

Ekman, P. (1998). Afterword. In C. Darwin, *The Expression of the Emotions in Man and Animals* (S. 363). Oxford University Press.

Federn, P. (1993). *Ichpsychologie und die Psychosen.* Suhrkamp.
Fonagy, P., Gergely, G., Jurist, E.L. & Target, M. (2017). *Affektregulierung, Mentalisierung und die Entwicklung des Selbst.* Klett-Cotta.
Fosha, D. (2005). Emotion, True Self, True Other, Core State. Toward a Clinical Theory of Affective Change. *Psychoanalytic Review, 92*(4), 513–551.
Fuchs, T. (2009). *Das Gehirn – ein Beziehungsorgan. Eine phänomenologisch-ökologische Konzeption.* Kohlhammer.
Galatzer-Levy, R.M (2016). Der Grenzbereich zum Chaos. *Psyche – Z Psychoanal, 70*(11), 1013–1040.
Galatzer-Levy, R.M. (2017). *Nonlinear Psychoanalysis. Notes from Forty Years of Chaos and Complexity Theory.* Routledge.
Gallese, V. (2015). Welche Neurowissenschaften und welche Psychoanalyse? *Psyche – Z Psychoanal, 69*(2), 97–114.
Gendlin, E. (2015). *Ein Prozess-Modell. Körper – Sprache – Erleben.* Karl Alber.
Green, A. (2018). *Die tote Mutter. Psychoanalytische Studien zu Lebensnarzissmus und Todesnarzissmus* (3. Aufl.). Psychosozial-Verlag.
Grossmann, K. & Grossmann, K. (2004). *Bindungen. Das Gefüge psychischer Sicherheit.* Klett-Cotta.
Heckhausen, J. & Heckhausen, K. (Hrsg.). (2018). *Motivation und Handeln.* Springer.
Herberth, F. & Maurer, J. (Hrsg.). (1997). *Die Veränderung beginnt im Therapeuten. Anwendungen der Beziehungsanalyse in der psychoanalytischen Theorie und Praxis.* Brandes & Apsel.
Kandel, E. (2014). *Das Zeitalter der Erkenntnis. Die Erforschung des Unbewussten in Kunst, Geist und Gehirn von der Wiener Moderne bis heute.* Pantheon.
Kauffman, S. (1995). *Der Öltropfen im Wasser. Chaos, Komplexität, Selbstorganisation in Natur und Gesellschaft.* Piper.
Kılıç, S. (2010, 10. Juni). Fantasie in der Stimme. *ZEIT*, 24/2010, S. 50.
Krause, R. (1998). *Allgemeine psychoanalytische Krankheitslehre* (2 Bände). Kohlhammer.
Leikert, S. (2019). *Das sinnliche Selbst. Das Körpergedächtnis in der psychoanalytischen Behandlungstechnik.* Brandes & Apsel.
Lichtenberg, J., Lachmann, F.M. & Fosshage, J. (2017). *Das Selbst und die motivationalen Systeme. Zu einer Theorie psychoanalytischer Technik.* Brandes & Apsel.
Lyons-Ruth, K. (1999). The two-person-unconscious. Intersubjective dialogue, enactive relational representation and the emergence of new forms of relational organisation. *Psychoanalytical Enquiry, 19*(4), 617–676.
Mandelbrot, B. (1987). *Die fraktale Geometrie der Natur.* Birkhäuser.
Maroda, K.J. (1998). Enactment. When the patient's and the analyst's past converge. *Psychoanalytic Psychology, 15*(4), 517–535.
Mertens, W. (2013). Das Zwei-Personen-Unbewusste. Wahrnehmungsprozesse in der analytischen Situation. *Psyche – Z Psychoanal, 67*(9/10), 817–843.
Moran, M. (1991). Chaos theory and psychoanalysis. The fluidic nature of the mind. *Int Rev Psychoanal, 18*(2), 211–221.
Naumann-Lenzen, M. (2003). Frühe, wiederholte Traumatisierung, Bindungsdesorganisation und Entwicklungspathologie – Ausgewählte Befunde und klinische Optionen. *Praxis der Kinderpsychologie und Kinderpsychiatrie, 52*(8), 595–619.
Neumann, E. & Naumann-Lenzen, M. (Hrsg.). (2017). *Psychodynamisches Denken und*

Handeln in der Psychotherapie. Eine intersubjektive und verfahrensübergreifende Sicht. Psychosozial-Verlag.

Nissen, B. (2012). *Wendepunkte. Zur Theorie und Klinik psychoanalytischer Veränderungsprozesse.* Psychosozial-Verlag.

Ogden, T. (2004). The analytic third. Implications for psychoanalytic theory and technique. *Psychoanalytical Quartely, 73*(1), 167–195.

Plassmann, R. (2019). *Psychotherapie der Emotionen. Die Bedeutung von Emotionen für die Entstehung und Behandlung von Krankheiten.* Psychosozial-Verlag.

Rogers, C.R. (1986). Rogers, Kohout, and Erickson: A personal perspective on some similarities and differences. *Person-Centered Review, 1*(2), 125–140.

Rosa, H. (2016). *Resonanz. Eine Soziologie der Weltbeziehung.* Suhrkamp.

Rosa, H. (2018). *Unverfügbarkeit.* Residenz.

Rothenstein, E. (1995). *Emblems of Mind. The Inner Life of Music and Mathematics.* Random House.

Sachs, B. (2019). *The Good Enough Therapist. Futility, Failure, and Forgiveness in Treatment.* Routledge.

Scheurle, K., (2013). *Das Gehirn ist nicht einsam. Resonanzen zwischen Gehirn, Leib und Umwelt.* Kohlhammer.

Schmidt, M. (2014). Der Einfluss der Präsenztheorie auf die psychoanalytische Behandlungstechnik. *Psyche – Z Psychoanal, 68*(9/10), 951–971.

Schore, A.N. (2003). *Affektregulation und die Reorganisation des Selbst.* Klett-Cotta.

Schüller, M. (2000). *Jazz.* Emons.

Shore, B. (1996). *Culture in mind. Cognition, Culture and the Problem of Meaning.* Oxford University Press.

Stehr, H. (2017). Psychodynamische Psychotherapie als Entwicklungsraum. In E. Neumann & M. Naumann-Lenzen (Hrsg.), *Psychodynamisches Denken und Handeln in der Psychotherapie. Eine intersubjektive und verfahrensübergreifende Sicht* (S. 251–266). Psychosozial-Verlag.

Stern, D.B. (2006). Opening what has been closed, relaxing, what has been clenched. Dissociation And Enactment over time in committed relationships. *Psychoanalytic Dialogues, 16*(6), 747–761.

Stern, D.N. & The Boston Change Process Study Group (2012). *Veränderungsprozesse. Ein integratives Paradigma.* Brandes & Apsel.

Stumm, G. & Pritz, A. (2000). *Wörterbuch der Psychologie.* Springer.

Thomä, H. (1999). Zur Theorie von Übertragung und Gegenübertragung im psychoanalytischen Pluralismus. *Psyche –Z Psychoanal, 53*(9/10), 820–872.

Tomasello, M. (2020). *Mensch werden. Eine Theorie der Ontogenese.* Suhrkamp.

Tronick, E.Z. (1990). The Development of Rapport. *Psychological Inquiry, 1*(4), 322–323.

Tronick, E.Z. (2005). Why is connection with others so critical? The formation of dyadic states of consciousness and the expansion of individuals' states of consciousness: Coherence governed selection and the co-creation of meaning out of messy meaning making. In J. Nadel & D. Muir (Hrsg.), *Emotional Development. Recent Research Advances* (S. 293–316). Oxford University Press.

Tschacher, W. (1997). *Prozessgestalten. Die Anwendung der Selbstorganisationstheorie und der Theorie dynamischer Systeme auf Probleme der Psychologie.* Hogrefe.

Vogeley, K. (2017). Two social brains: neural mechanisms of intersubjectivity. *Philoso-*

phical Transactions of the Royal Society, 372, 20160245. http://dx.doi.org/10.1098/rstb.2016.0245

Walther-Moog, V. (2017). Über Spontaneität des Psychoanalytikers/Psychotherapeuten in der Behandlung. In E. Neumann & M. Naumann-Lenzen (Hrsg.), *Psychodynamisches Denken und Handeln in der Psychotherapie. Eine intersubjektive und verfahrensübergreifende Sicht* (267–298). Psychosozial-Verlag.

Welling, H. (2005). The Intuitive Process: The Case of Psychotherapy. *Journal of Psychotherapy Integration, 15*(1), 19–47.

Winnicott, D.W. (2002 [1965]). *Reifungsprozesse und fördernde Umwelt. Studien zur Theorie der emotionalen Entwicklung*. Psychosozial-Verlag.